増量版

80歳でも脳が老化しない人がやっていること

脳科学者 西剛志

アスコム

80歳からでも、世界は変えられる

問題です。

「私は、もう80歳だ」

この文章の2文字を変更して、ポジティブな意味にしてください。
制限時間は15秒です。

はい、どうぞ！

いい答えは浮かんだでしょうか。
正解は、こちら　←　です。

「私は、まだ80歳だ」

似たような文でも、大きく印象が異なりましたね。

「私は80歳である」という事実は同じなのに、「もう」を「まだ」と言い換えただけで、随分とポジティブな印象になります。**使う言葉を変えただけで、あなたの脳はよい方向にシフトチェンジしたのです。**

これは、考え方ひとつで、あなたの見ている世界を変えられるという、ほんの一例です。

もちろん、単なる印象の問題ではなく、こうしたことは世界中で研究されていて、科学的に立証されている事実です。

本書では、前述のような、ちょっとしたコツがあれば、あなたの脳が変わって、いつまでも元気な脳でいられる方法をたくさん集めました。

あなたの脳を「イキイキ脳」に変えられるヒントは、日常のさまざまなシーンに潜んでいます。

たとえば、食べるもの、運動、睡眠、考え方、人付き合いなど……脳を変えられる機会は、あなたの周りにたくさんあるのです。

「脳が変わるとか、本当に？」という声が聞こえてきそうですが、決して、机上の空論ではありません。80歳をこれから迎えようという人や、もうすでに80歳は超えているけども、タイトルが気になって手にとってくださった人に対しても、私は自信をもってこの本をおすすめできます。

なぜなら、本書は**すでに、少なくとも、20万人の人を幸せにしている**からです（本書は、2022年に出版された『80歳でも脳が老化しない人がやっていること』の増量版です）。

「脳が老化しないために、大切なことって何なのですか？」

2021年の冬のある日、横浜のオフィスで受けた取材の中で聞かれたこんな言葉が、本の誕生のきっかけでした。

そして2022年夏の刊行以来、『80歳でも脳が老化しない人がやっていること』は、テレビやラジオ、雑誌、インターネットメディアでも多くの反響をいただき、おかげさまで20万部を突破。韓国や台湾でも翻訳され、これまでに多くの人へお届けすることができました。2023年の年間ベストセラー（実用書部門）

3位にもランクインできました。

それだけたくさんの人に興味を持ってもらえたのは、

「歳をとっても、いつまでも元気な脳でいたい」

「親や家族に、ずっと健康で幸せでいてもらいたい」

そんな多くの人の切実な想いが、世の中にたくさんあったからだと思います。

加齢＝老化ではない。

この事実を伝えるために本を出しましたが、多くの人に共感いただき、とてもありがたく思っています。

今回の新書化にあたって、さらに多くの皆さまにお役に立てるようにとの想いも込めて、２０２４年12月現在の最新データも追加しつつ、新しいエクササイズも考案させていただきました。

特に反響が多かった、自宅でできる脳活エクササイズ（Ｐ１２８の「脳活ドリブル」）の応用編、簡単にできる新しいワークも紹介しています。

また、コロナ禍を経たことで、人とのコミュニケーションについて考える機会が増えたせいか、読者の人からの、こんな要望も多く寄せられました。

・歳を重ねてきて、自分も、話し相手も、**コミュニケーションのとり方が変わってきた**気がする。それでモヤモヤすることがあるけど、対策法がわかりません。

・私の周りに**「老人脳」になっている人**、います！　でも、仕事仲間なので関わりを持たないことも難しいです。どうしたらよいでしょうか。

・歳をとっても、**「老害」にはなりたくない**。人から「老害」と思われないために、よい方法があれば知りたいです。

もともと、書籍の中で、老人脳にならない人の考え方、人間関係のつくり方は紹介してあったのですが、具体的なコミュニケーションのとり方や、その注意点については、もっと言えたことがあるのではないか？　私の中で、そんな思いが大きくなっていきました。

前述のような体験と、読者の方々からの声が思いのほか多かったため、私としても、なんとか応えたい気持ちが募り、この機会に大幅な加筆をいたしました。

なんと、**81ページもの大増量！**　すでに1冊ご購入いただいた人が、さらに1冊！　とお買い求めいただいても、満足いくものにできたと思っています。

私たちの**脳の老化の40%は、環境によって防ぐことができる**とわかっています。そして、この40%は私たちの小さな日々の習慣から生まれています。

人生100年時代と言われるようになりました。これから残りの人生をより充実して健康に幸せに生きるためにも、本書がお役に立てることを心より願っています。

脳科学者　西　剛志

はじめに

いくつになっても脳が若いままの人と老人脳になる人の差はどこにあるのか?

スーパーで買い物をしていたときのことです。レジの列の前から「なんでレジ袋に金を払わなければいけないんだ!」と怒鳴り声が聞こえてきました。70代くらいの男性。店長まで出てきて懸命に説明しますが、理解できないようで、同じ主張をくり返すばかり。そして突然お金を投げつけて「もういい!」と怒鳴りながら、すごい勢いで店から出ていきました。

なぜそういう行動になってしまう人がいるのか?

周りが気にならなくなる、記憶が曖昧《あいまい》になる、同じ主張をくり返す、感情的になる。年齢とともにそういう傾向になる人がかなりいます。こういう行動を知らず知らずにとってしまうのは脳の老化現象の一種です。私はこれを**「老人脳」**と呼んでいます。

一方で、逆の人もいます。80代や90代になってもどんどん新しいことに挑戦し、元気に前向きに若々しく生きている、そういう人は**「スーパーエイジャー」**と呼ばれています。

スーパーエイジャーと老人脳になる人の差は、いったいどこにあるのか？

それが、この本のテーマです。

はじめまして、西剛志と申します。私は脳科学者として長年活動しています。人間の脳が生活習慣や思考習慣でどう変わるのか、成果をあげる人とあげられない人は脳にどういう差があるのかなど、多岐にわたる研究をしてきました。

その結果、わかってきたことは、老人脳は後天的なものであり、**日々のさまざまな習慣（思考×行動）の積み重ねによって変えることができる**ということ。また、習慣を変えることで、老人脳を遠ざけることができるということでした。

本書は、世界中の脳の老化研究からわかってきた真実をベースに書いています。

私たちの寿命は確実に伸び続けていて、これまでの世界最高齢は１２２歳、日本でも１１９歳と、人類はこれまでに体験したことのない未曽有の世界に突入しています。

脳は最終的に１３０歳を超えても生きられるとも言われていますが、本当にそうなのか、まだその結論はよくわかりません。だからこそ、できるだけ長持ちするように普段から脳をメンテナンスしていく必要があります。

人生は一度きりです。

人生のラストまで、できる限り全力投球で生きていきたいと思っている人も多いと思います。脳の老化を防ぎ、いつまでも健康で鮮明な脳でいたいというのは誰もが願うところです。

何もしなければ、加齢とともに脳の老化は進んでいきます。でも、考え方や行動を変え、日々の習慣を変えていくことで、脳はどんどん変化していきます。

この本は、**老人脳にならないためのさまざまな方法**を紹介しています。

1冊を通して多くの方法を紹介していますが、全部をやらないといけないわけではありません。紹介している中から「これはやってみたい」というものを選んでもらってもいいですし、最近自分が不安に感じていることを中心に、その解決策を実践してもらうのでもいいと思います。

大切なのは続けることです。ですから、どれか選んだものに飽きてしまった場合は、本書で紹介しているほかの方法にチェンジして、脳を元気にするために、長く続けてもらえたらと思います。

また、特に大切だと思ったことは、くり返し何度も本文中に書かせてもらいました。くり返し出てくる部分は、老人脳にならないために特に重要な箇所として、ぜひ覚えておいてください。

ただ、成果には個人差がありますので、続けてみて自分には合わないな、成果があまり出ないなと思うことがあれば、本の中にあるほかの方法に切り替えてみてください。

私がこの本を書くのは、歳をとる中で幸福を見つけていってもらうために、脳科学者として何ができるかを考えたからです。

日本はすでに超高齢化社会です。だからこそ、高齢者が生き生きできる社会に日本がなったら、それは世界に先駆けて素晴らしい見本にもなるでしょうし、個人の人生を考えたときに、人生の後半が幸せだったと実感できたら、それは素晴らしい人生になるのだと思います。

あなたの人生がより素晴らしいものになるよう、この本を活用してもらえたら幸いです。

増量版　80歳でも脳が老化しない人がやっていること　目次

第2章

いくつになっても老人脳にならない人は一体何をしているのか

第3章 あなたの脳の老化度がわかる診断

第4章 老人脳にならないための運動

第5章 老人脳にならない健康の習慣

第6章　老人脳にならない生活習慣

第7章 老人脳にならないマインドのつくり方

第8章 老人脳にならない人間関係のつくり方

第9章　老人脳にならない世界の見方

第10章 ストレスと認知症を遠ざける方法

※本書は、2022年発刊の『80歳でも脳が老化しない人がやっていること』を新書化し、一部内容を加筆したものです。
※本書内の年齢表記は2024年12月時点のものです。
※本書で紹介する方法には個人差があるため、もしも効果がでない、体の調子が悪くなるなどの症状が出た場合は、中止して他の方法を試してください。

第1章

自分ではなかなか気付けない「脳の老化」

脳の老化に気付くのは難しい

70代の知人ケイコさん（仮名）からこんなことを聞かれました。

「高校時代の同級生に10年ぶりに会ったんですが、自分の話ばかりで、私の話をあまり聞いてない様子だったんです。以前と変わってしまったんですが、何かあったんですかね？」

脳科学者としての意見が欲しいとのことだったので、こう答えました。

「それは、老人脳になっているのかもしれませんよ」

脳は通常、30代から少しずつ萎縮《いしゅく》が始まります。そして60代半ばになるとMRI

検査の画像を見てすぐわかるくらいの「明らかな萎縮」が起きています。もしそのまま**なんの対策もせずにいると、脳の老化、つまり老人脳になっていく**のです。

老人脳はその人の行動や生活習慣、そして考え方にまでさまざまな変化を生じさせます。たとえばこんなことです。

- **新しいことをするのが面倒になる**
- **物忘れが多くなる**
- **集中力が続かなくなる**
- **無配慮になる**
- **ミスが多くなる**
- **耳が聞こえにくくなる**

脳はこんなに萎縮しています!

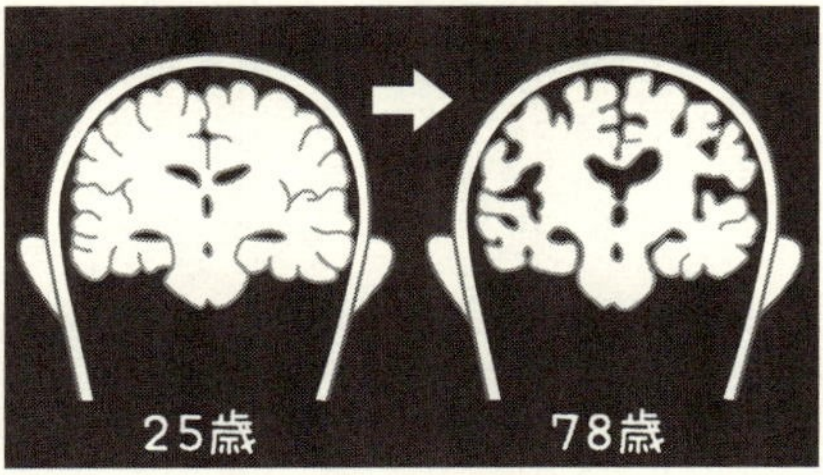

※MRIによる脳断面のイメージ図

ここに挙げたのは老人脳の症状のほんの一部です。

脳のピークは何歳なのか？

70代の知人がこんなことを言っていました。

「もう歳なので最近、脳の働きがどんどん悪くなってきているように感じる」

そう感じるのは事実だと思いますが、脳の老化現象はずっと前から始まっています。**脳の老化は高齢になってから起きるわけではない**のです。

そこで、クイズです。左記の能力のピーク年齢をあててください。□の中に入るのは何歳でしょうか？

(1)　情報処理能力のピーク　□歳

(2)　人の名前を覚える力のピーク　□歳

(3)　顔を覚える力のピーク　□歳

(4)　集中力のピーク　□歳

(5)　相手の気持ちを読む力のピーク　□歳

(6)　語彙《ごい》力のピーク　□歳

もちろん個人差があるので、皆が同じということではありませんが、ハーバード大学はじめさまざまな研究機関で調査したデータでは、答えはこうなります。

(1) 情報処理能力のピーク　18歳
(2) 人の名前を覚える力のピーク　22歳
(3) 顔を覚える力のピーク　32歳
(4) 集中力のピーク　43歳
(5) 相手の気持ちを読む力のピーク　48歳
(6) 語彙力のピーク　67歳

この数字を見て、どんな印象を持ったでしょうか。**情報処理能力は18歳がピーク**で、以降はだんだん下がっていきます。なので、情報処理能力を発揮するような仕事は、脳科学的に見れば若い人のほうが向いているということになります。

この数値を見て、「人の名前を覚えられないのは年齢のせいだったのか」と思ったかもしれません。

「名前を覚える」「顔を覚える」は、脳の「短期記憶」に関わる部分です。短期記憶には「言語の短期記憶」と「視覚の短期記憶」があります。

たとえば電話番号をその場で覚えることは「言語の短期記憶」です。「若いときは電話番号を簡単に覚えられたのに、いまは覚えられない」という人も多いと思います。家族のスマホの番号を覚えている人は意外に少ないかもしれません。

一方で、人の顔を覚える記憶は「視覚の短期記憶」です。こちらは20代後半から32歳くらいまでは上がっていきますが、それ以降はだんだん落ちていきます。

大人数のアイドルグループのメンバーの顔が全く覚えられなくなった。これは30代半ば以降の人にとっては自然の流れです。ちなみに、こうした歳とともに能力が衰えていく知能を「流動性知能」と呼びます。

✓ 50代以降でも伸びていく能力とは

一方で、50代以降の人たちに朗報もあります。50代以降も伸びる能力があるのです。それは「語彙力」です。**語彙力のピークは、なんと67歳**。昔は長老と呼ばれる人がいましたが、長老が周りの人から尊敬される存在だったのは、歳をとっても言葉の力は老いることがないからだと思います。

こうした言葉の力など、年齢とともに蓄積されていくものを「結晶性知能」と呼びます。その中でも語彙力は断トツで伸びていく能力です。

さらに面白いのが**「相手の気持ちを読む力」**です。この能力は10代以下の人が低いんです。そして20代になって急激に伸びていき、ピークは48歳です。それ以降はグンと落ちていきます。50代、60代とどんどん下がっていきます。

この感覚、50代以降の人には実感できるかもしれません。10代は自我の確立をするために、意識の中心には自分がいる。それが社会人になり、「相手」という存在を意識せざるを得ないシーンが増えるのが20代の頃です。その後いろいろな経験を積み、人の気持ちを考えるようになっていく。まさに結晶型知能が高まっていきます。

ところが**50代くらいからは、だんだんと周りのことを気にしなくなる人がいます**。別に悪気があってそうなるのではなく、脳の能力が落ちていくことで自然とそうなっていくのです。

こうした傾向は、着るものにも影響します。若いときは近所のコンビニに行くのにもちゃんとした外着で行っていたのが、50代、60代になると着替えるのもだんだん面倒になり、家着のままで外出したり、さらに進むと寝間着のままで行ってしまったり。どんどん人目が気にならなくなっていくのです。

「相手の気持ちを読む力」がさらに衰えていくと、いわゆる失礼な老人、キレる老人になっていくこともあります。家族に横柄な態度をとったり、お店で店員さんに乱暴な言葉を使ったり、自分の思い通りにならないことにキレたり……。48歳を超えたら「相手の気持ちを考えること」に意識を向けていくと覚えておいてください。

ただ、「人の気持ちを読む力」の調査でもうひとつわかったことがあります。それは、人によって振れ幅が大きいということです。たとえば40代でピークになる人もいれば、そのピークが70代、80代まで持続する人もいます。

この差は何か？　**ピークを長く保てる人は、老人脳にならないために、脳の老化をゆるやかにしたり**（スローエイジング）、**積極的に若返らせる工夫**（ダウンエイジング）をしているのです。何もしないと自然に脳は老化しますが、うまく工夫すると、効果が出てきます。

脳を元気にすることは、人生を充実させるための大切な行為です。

歳をとると睡眠が短くなるのも脳の老化現象のひとつ

「睡眠の質が年々悪くなって、ぐっすり寝られない。どうしたらいいでしょうか？」

こんな相談を受けることがあります。夜中に何度も目が覚めてしまい、熟睡できないという人が高齢者に多くいます。

歳をとると、どうしても睡眠の時間が短くなることがわかっています。実際に**睡眠時間は10歳毎に10分短くなる**そうで、20歳よりも70歳のほうが50分ほど睡眠時間が短くなります。これは脳から分泌されるメラトニンという睡眠物質が加齢によって減るからです。メラトニンがたくさん分泌されるほど長い時間眠れます。

このメラトニンは、思春期の頃から徐々に減ってきて、歳とともに減少するため、睡眠時間が少しずつ短くなるのは仕方のないことです。

でも、ここで朗報です。２０１９年に世界中の研究者を驚かせた事実が発表されました。それは、睡眠時間は多少短くなったとしても、**睡眠の質は高齢になってもそこまで落ちない**ことです。深い睡眠である「ノンレム睡眠」は歳をとっても、ほぼ質が変わらなかったそうです。

高齢になると、眠りにつくまでに時間がかかってしまったり、途中で目が覚めてしまうことがあります。でも、睡眠の質は若いときと変わらないままでいることが可能なのです。

ですから、睡眠時間よりも、睡眠の質に目を向けたほうがよい睡眠につながります（とは言っても、睡眠時間が短すぎるのはよくありません）。適切な睡眠時間については、人によって、朝型夜型のタイプもあるでしょうし、スーパーエイジャーの人たちでも10時間以上寝る人もいるので、個人差があります。これまでの自分の睡眠を振り返り、自分の特性を見極めることが大切です。

質の高い睡眠をとることは認知症の予防にも効果があります。アルツハイマー型認知症の原因は、脳のごみであるアミロイドβですが、このアミロイドβはいい睡眠によって消去されるのです。

一方で、睡眠時間が短い人は脳のごみであるアミロイドβが脳に蓄積しやすくなり、結果、アルツハイマー型認知症の発症リスクが増えるわけです。

この脳のごみを溜めないために、いい睡眠が必要です。

よりよい睡眠をとるためにはどうすればよいのか？　方法がいくつかあります。

▼方法①　30分未満の昼寝をする

昼寝を30分未満する習慣がある人は、昼寝をしない人に比べて認知症のリスクが50％も下がるそうです。ただし、長すぎる昼寝は危険です。60分以上の昼寝をすると夜の睡眠の質が下がり、80歳の高齢者では1・4倍も認知症になりやすくなることも報告されていますので、注意してください。

方法②　いびきを改善する

歳をとるといびきが大きくなることがありますが、いびきをかく人は睡眠時無呼吸症候群、もしくはその予備軍の可能性があります。無呼吸になると脳に酸素がいかなくなるため、認知症のリスクが高まります。歳をとるほど睡眠中に無呼吸になる人が増えるのですが、米国の400万人の調査では、睡眠時無呼吸症候群の人は認知症の発症リスクが1・18倍になるそうです。

いびきは、仰向けでなく横向きに寝ると軽減できることがあります。また、無呼吸の症状を専門で診《み》てくれる病院もあるので、専門家に相談するのもひとつの方法です。

▼方法③　歯を大切にする

歯は親知らずを入れると全部で32本ありますが、**歯が20本以上あると、いい睡眠がとりやすくなります**。歯が少ないと、睡眠時に歯をかみ合わせることができないため、気道がしまりやすくなり、睡眠中の呼吸を妨げることがあるからです。もし歯が少ない場合はそのままにせず、インプラントをすると睡眠が改善されることがあります（入れ歯の場合は、医師に相談をおすすめします）。

その他、質の高い睡眠をとるには次のような方法もあります。

▼**方法④**

日光を浴《あ》びる……朝からお昼にかけて日光を浴びると、脳の松果体で睡眠物質メラトニンができるため、寝付きがよくなったり、睡眠の質がよくなったりします。

▼**方法⑤**

暗闇をつくる（寝る前の明るい光は避ける）……私たちは2500ルクス以上の明るい光を浴びたり、スマホのブルーライトのような弱い光を長時間浴びるとメラトニンが減少します。就寝前には暖色系の照明を使ったり、間接照明にしたりして、部屋を暗くするのがおすすめです。

▼**方法⑥**

温度を下げる……眠気は体温が下がっていくときに発生するため、就寝の1～2時間前に入浴すると、就寝時に体温が下がって寝付きがよくなります。

▼方法⑦ **夜のカフェインを避ける……**就寝の3時間前にエスプレッソをダブルで飲むと、眠くなる時間が40分遅れるそうです（ちなみに、寝る前に強い光を浴びると85分、強い光を浴びる＋エスプレッソだと105分眠くなる時間が遅れます）。

▼方法⑧ **寝酒をやめる……**アルコールは脳をリラックスさせ寝付きはよくなりますが、深い睡眠（ノンレム睡眠）を邪魔する傾向があるため、毎日はあまりおすすめできません。

▼方法⑨ **眠れないときは無理して寝ようとしない……**無理して寝よ

うとすることは、脳の緊張につながり、かえって眠れなくなると知られています。眠れないときは無理せず、テレビを見たり本を読んだり、好きなことをする。すると脳がリラックスして入眠しやすくなります。

第2章

いくつになっても老人脳にならない人は一体何をしているのか

年齢よりも20歳以上若い脳を持つ「スーパーエイジャー」

日本人の平均寿命は女性が87・1歳、男性が81・1歳です（2023年）。一方で健康寿命は2019年の調査では女性が75・4歳、男性が72・7歳です。健康寿命とは「健康上の問題で日常生活が制限されることなく生活できる期間」を言いますので、70代で健康上の制限を受ける人が多いことがわかります。

一方で、80代、90代でも健康上の制限を受けず、活動的な生活を送っている人も大勢います。こういう人を「スーパーエイジャー」と呼びます。

スーパーエイジャーとは、「80歳以上になっても体も心も健康で、認知機能が

衰えず好奇心旺盛で、新しいことに挑戦し続けて人生を謳歌《おうか》している人＝つまり脳と体が老化していない人」と、私は定義しています。

スーパーエイジャーの中でも、１００歳以上生きる人のことをセンテナリアン（日本語で百寿者）と言って、１００歳を超えても元気に運動したり、趣味に勤《いそ》しんだりして活動しています。たとえば、有名なのが、１０５歳で亡くなった元スプリンター・冨久正二さんです（２０２２年5月で現役引退しました）。なんと97歳で陸上競技をスタート！　１００歳のときに60メートル走で16秒98という１００歳以上の日本記録を出しました。

また、没年１１３歳の女性画家の後藤はつのさんは、73歳からカルチャースクールで絵を習い始め、82歳で現代童画展新人賞受賞、96歳で現代童画展文部大臣奨励賞を受賞しました。１０６歳で16日間のニューヨーク旅行、１１２歳でかるたの初段をとったそうです。

長寿日本一で、世界でも歴代2位の長寿者になった田中カ子《かね》さん（没年１１９歳）もスーパーエイジャーとして有名でした。小さいときから負けん気が強く、思ったことや面白いことはなんでも絵や文字にするメモ魔だったそうです。

結婚してお餅屋さんや、お花屋さんなどいくつかの商売を手がけていたのですが、１０２歳になるまで店頭に立っていました。１０３歳で大腸がんの手術をしましたが、１０４歳のときに中学一年生のひ孫と漢字の書き取り競争をして圧勝したり、１１７歳まで手押し車で歩き、１１９歳まで大好きなコーラを嬉しそうに飲んでいたそうです。

こうした１００歳を超えても元気で活動的な人たちが近年増えてきています。老人脳とは無縁の人たちです。日本の百寿者は１９５０年にはたった97人しかいなかったのですが、２０２４年の調査では９万５１１９人にまで達しています。

世界中の１００歳以上のスーパーエイジャーを表にまとめました。ここから何か共通点のようなものが見えてきませんか。

最新の研究から、スーパーエイジャーとそうでない人は一体何が違うのか？これからそのポイントを見ていきたいと思います。

男性のスーパーエイジャー

人物	国名	没年	メモ
木村次郎右衛門	日本	116	朝目覚めて考えることは朝食。毎朝ヨーグルト、夜は牛乳。長寿の秘訣は「食べ過ぎにならないよう、なんでも食べる」。日課は1～2時間の新聞、国会中継と相撲を見るのが好き。
エミリアーノ・メルカド・デル・トロ	プエルトリコ	115	農夫として81歳まで働く。タラと牛乳が好物。結婚歴はなかったが好きな人は3人いた。
ウォルター・ブルーニング	アメリカ	114	元鉄道員。葉巻を103歳のときにやめたが、108歳で再開。毎日エクササイズをしていた。ネクタイを着けるのが好き。
中願寺《ちゅうがんじ》雄吉	日本	114	元銀行員。釣りと植木が趣味。90代後半まで自転車に乗る。1日3食欠かさず。牛肉、かしわ飯が好物。114歳でも氷砂糖を食べる。
田鍋友時《ともじ》	日本	113	市役所で土木技師、定年後農業に従事。新聞を読むのが日課。日記を何十年もつける。牛乳が好物で毎日午後3時に飲む。112歳のときに何歳まで生きたいか?との問いに「無限」と答えるほど、生きる意欲が高かった。
野中正造《まさぞう》	日本	113	100年続く「野中温泉」の元経営者。1日3回の食事をとり、新聞を毎日読む。夕食後20時に寝て、朝6時に起きる。100歳までは自分で料理をつくり、雪かきも行う。
ファン・ビセンテ・ペレス・モラ	ベネズエラ	114	2022年にギネス世界記録に認定された世界最高齢男性。子どもの頃は先生から読み書きに関する本を渡されて自分で勉強。自分の農場を購入。
ヘンリー・アリンガム	イギリス	113	元軍人。長寿の秘訣は「タバコ、ウイスキー、野蛮な女性、ユーモア」
エミリオ・フロレス・マルケス	プエルトリコ	113	農業に従事。長寿の秘訣は「腹を立てないこと」「幸せに生きるにはたくさんの愛情と怒りのない生き方をすること」
渡邉智哲《ちてつ》	日本	112	元公務員。退職後、農業に従事。新聞を読むのが日課。長寿の秘訣は「怒らない、いつも笑っていること」
サトゥルニノ・デ・ラ・フエンテ・ガルシア	スペイン	112	靴職人。2021年のインタビューで長寿の秘訣は「穏やかに暮らすこと」と述べた。
小出保太郎《やすたろう》	日本	112	若い頃は洋服仕立て屋。105歳まで畑仕事を続ける。110歳を超えても新聞を読む。長寿の秘訣は「無理しないで喜びながら暮らすこと」
百井《ももい》 盛《さかり》	日本	112	東大卒。農芸化学の教師の後、高校校長を務める。90歳まで喫煙。暴飲暴食しない。読書が趣味。四書五経など中国古典にも詳しく、書道も得意。

女性のスーパーエイジャー

人物	国名	没年	メモ
ジャンヌ・カルマン	フランス	122	85歳からフェンシング、100歳まで自転車に乗り、20代からの喫煙を117歳でやめる。
田中力子《かね》	日本	119	趣味は勉強、詩をつくること。甘いものが好き。
サラ・ナウス	アメリカ	119	長寿の秘訣は「年齢を気にしない、嫌いな野菜は食べない」
リュシル・ランドン	フランス	118	108歳まで修道女として働く。フォアグラ、ロブスター、チョコ、ワイン好き。
ヴァイオレット・ブラウン	ジャマイカ	117	音楽教師、オルガン奏者。黒人の歴代最高長寿者。100歳過ぎまで夫の仕事を引き継ぐ。
エンマ・モラーノ	イタリア	117	夫の暴力で75年間ひとり暮らし。1日３個の卵、手づくりのブランデーとチョコが好き。
都千代	日本	117	会話が大好きで怒ったことがない。寿司、うなぎ、ワイン、クリームソーダが好き。
大川ミサヲ	日本	117	110歳まで歩けた。おいしいものを食べる、ゆっくり暮らす、よく寝ることを大切にする。刺身、コーヒーが好き。
マリア・カポビージャ	エクアドル	116	晩年まで元気で新聞を読んだり、テレビを観たり、杖を使わずに歩いた。
猪飼《いかい》たね	日本	116	趣味は縫製と陶器づくり。
ジャンヌ・ボット	フランス	116	生涯独身だったが、定期的に甥や姪が訪れていた。
中地《なかち》シゲヨ	日本	115	元小学校教員。愚痴を言わない性格。饅頭、焼き肉、唐揚げが好き。習字が得意で背筋が伸びていた。
北川みな	日本	115	100歳になるまで農家として働く。趣味は手工芸。牛肉が大好きだった。

「欲のある人」のほうが長生きしやすい

歳をとると欲が減少する人が多くなります。

「最近食べたいと思うものがなくなってきた」「異性への興味が薄れてきた」そんな実感はないでしょうか。

でも、あらゆる欲が減っていくわけではありません。実は、**「減りやすい欲」と「減りにくい欲」があります**。

結論から言うと、食欲、性欲などの「生理的欲求」はすべて減っていきます。

なぜなら、ドーパミンというやる気を生み出す脳内ホルモンは、加齢とともに直線的に減っていくからです。ドーパミンが減ると、食欲も、性欲も低下します。

ただ、欲があったほうが長生きするという傾向があります。オーストラリア・モナッシュ大学と台湾国立防衛医科学センターの研究では、食欲のある高齢者のほうが長生きの傾向があるそうです。別の研究でも、**食が細い高齢者は食欲旺盛な人たちに比べて死亡リスクが２倍以上高まる**ことがわかっています。

長生きのためにもドーパミンを増やしていきたいところですが、欲の源になるドーパミンはどうやって増やせばいいのでしょうか。実は簡単な方法で増やせます。具体的には、こんな方法があります。

- **笑顔**
- **好きな音楽を聴く**
- **体を動かす**
- **好きな人の写真を見る**

●予想外の嬉しいことが起きることに参加（例・スポーツをする、スポーツ観戦など）

●複数の物から選ぶ

こういう習慣がある人は、やる気が衰えず脳がいつまでも若い可能性があります。

減る欲がある一方で、減りにくい欲もあります。「幸せに対する欲」はそれです。若いときも高齢になってからも、同じように「幸せに対する欲」はあります。この「幸せに対する欲」と密接に関係しているのがオキシトシンです。最近はよくメディアで取り上げられているので、知っている人も多いかと思います。オキシトシンは別名「愛情ホルモン」とも言われていて、人や動物などと「つながった瞬間」に出るホルモンです。犬や猫を飼っている人や子どもと触れ合う機会が多い人は、オキシトシンが出て、幸福感を感じやすいと言われています。

２０２２年の最新研究では、18歳から99歳の人を調べたところ、**加齢とともにオキシトシンの量は減るどころかむしろ増える**ことがわかっています。

ドーパミンは減っていくけれど、オキシトシンは増えていく。そこからわかるのは、人はいくつになっても幸せを求めているということと、その幸せはつながりを通して得られるということです。

若いときは生理的な欲求が強いのですが、歳とともにバランスが変わり「つながり」など社会的欲求の占める割合が高くなっていきます。この社会的欲求は、社会貢献などにもつながっていきます。ボランティアなど「人のために何かをする」ことで自分の幸福度が上がるのは、脳の変化なのです。


生理的な欲が減り、人とつながること、人に貢献することを求めるようにな

マズローの五段階欲求説

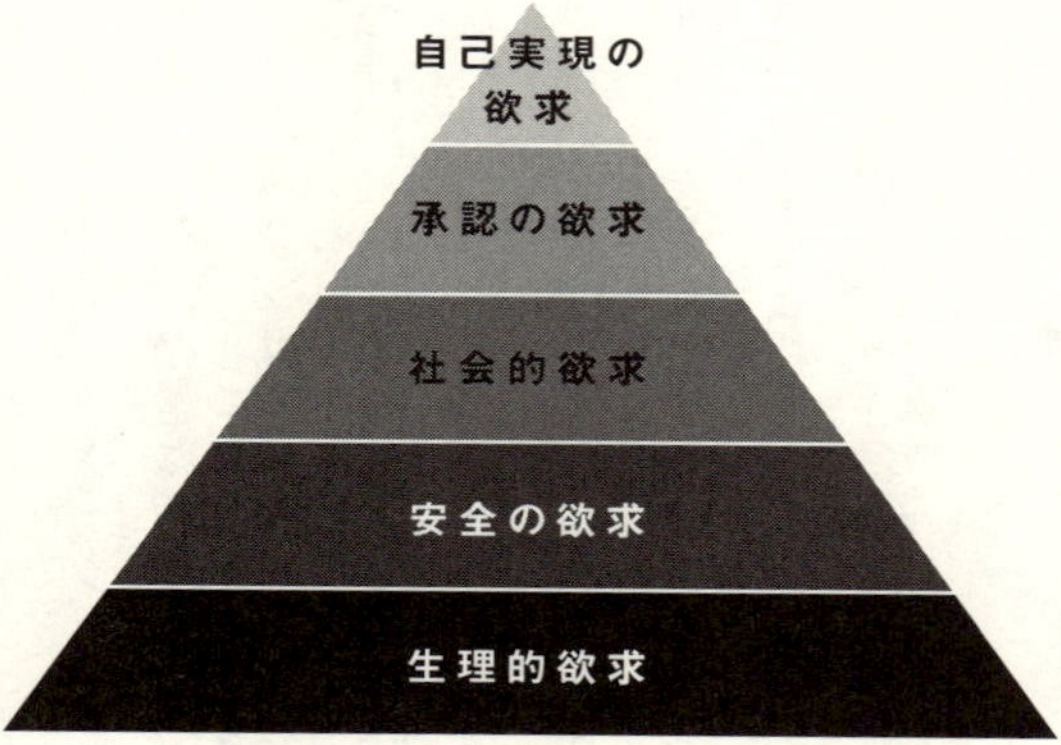

る。これがいわゆる「人の成熟」と言えるのではないでしょうか。お金よりも人の役に立ちたい、感謝されたいという気持ちが年齢とともに高まるのは、人として成熟している証です。有名なマズローの五段階欲求説がありますが、**一番下に生理的欲求があり、それが満たされていくと社会的欲求が満たされ、最終的に自己実現の欲求が出てくる**。

　このことが最新の脳科学で証明されたわけです。これに反して生きる人は、幸福度が上がらず、老人脳も進行しやすくなると思われます。

「夫婦仲がいい」だけで脳が元気になる

「うちの夫は（うちの妻は）、何度言っても全然変わる気がない！」
そんなことを思っている人も多いのではないでしょうか。
「物は片付けられないし、食べたら食べっぱなし。台所に食器を下げるなんてことは皆無です。何十年もお願いしているのに全然変わる気がないみたいで……」

なぜ、夫婦げんかは毎回同じ原因なんでしょうか？

なぜ、同じことを何度言っても相手は変わらないのでしょうか？

夫婦関係は、長年一緒にいるとどうしてもマンネリ化してしまいます。共通の話題は昔話かテレビの話くらい。そんな関係に少しウンザリしている人に、夫婦仲をよくする秘訣を伝授します。脳の性質に沿った方法です。

実は、夫婦関係の研究はいろいろ進んでいます。世界的にも同じような理由で悩んでいる人が多いからです。

夫婦関係をよくする方法はこの2つです。

その1　夫婦で新しいことに一緒に挑戦する

その2　記念日をきちんと祝う

え、そんなことかと思うかもしれませんが、こんな簡単なことで夫婦仲が大きく変わることがわかっています。具体的に説明します。

その1　夫婦で新しいことに一緒に挑戦する

この場合、**「非日常」なことを一緒に体験することが重要**です。

夫婦で枕を互いの体ではさんで障害物競走をやるという実験があるのですが、これにすごい「仲よくなる効果」がありました。制限時間60秒なのですが、二人で声をかけあって大盛りあがりでゴールします。まさに非日常の体験です。

くり返しますが、大事なのは普段やらないことをやること。なので、近所のスーパーに一緒に買い物に行くなどでは、この効果は生まれません。安定を越えた不安定領域を一緒に体験するのがいいのです。一人でやるのは不安だけれども、二人だったらやってもいいかなということをやってみるのもありです。

〈高齢者にとっての非日常の例〉　ボートを一緒にこぐ、かくれんぼ、目を閉じて食べ物が何か当てる、お化け屋敷、スポーツ観戦、展開が読めないドキドキ感満載のアクションや恋愛映画の鑑賞など。

ハプニングや不安定なことを一緒に体験することがマンネリ打破になります！

さらに、「つり橋効果」というものもあります。つり橋の上のようなグラグラ揺れる場所で不安な経験を一緒にしたり、強い恐怖を感じる場所で出会ったりした相手に対して、恋愛感情が起きやすくなるという現象です。

一緒に体験すると、記憶に強く残り、そのときの嬉しさや幸せな気持ちが持続していきます。一方で、たとえば**何かを買うという体験では、嬉しさや幸福な気**

持ちは長続きしないと言われています。

▼その２　記念日をきちんと祝う

「誕生日なんてもうめでたくないので、お祝いもプレゼントもいらない」そんなことをパートナーに言っていないでしょうか。これは夫婦関係をマンネリ化させるきっかけになるＮＧワード。もちろん脳にもよくない言葉です。

夫婦仲がよくなる秘訣の２つめは、「記念日をきちんと祝う」ことです。といっても、記念日に限ったことじゃなくてもいいのです。

たとえば、特別な食事を夫婦で食べることも効果があります。このときに気をつけたいのは「お取り寄せなどを準備して家で食べる」のではなく、「普段はなかなか行かないようなレストランに行く」ことです。なぜなら「新しいことを体験している」という実感が生まれるからです。先ほどの「夫婦で新しいことに挑戦する」と同じですね。

「仲がいい人」が一人いるだけで認知機能も幸福度も上がる

日本は世界でも幸福度が高くない国です。1位のフィンランドから4位のスウェーデンまで、上位4カ国はヨーロッパの国が独占しています。

一方で、**日本は51位**でした。

幸せになりたい！　そう思っているはずなのに、なぜ日本人は幸福を感じにくいのでしょうか？

ハーバード大学の研究で面白いデータがあります。**「人間関係での満足度が高いと幸福度が高くなる」**というのです。夫婦、子ども、友人、相手は誰でもいいのですが、自分が仲がいいと思える人がいるだけで、人は幸せを実感できるのです。

夫婦であっても仲があまりよくない、お互いに関心が薄い、そんな関係もよく聞きますし、子どもとの関係は悪くなくても「仲がいい」とまで

世界幸福度ランキング
（2024年度）

順位	国
1	フィンランド
2	デンマーク
3	アイスランド
4	スウェーデン
5	イスラエル
6	オランダ
7	ノルウェー
8	ルクセンブルク
：	
：	
49	カザフスタン
50	キプロス
51	**日本**

出典：World Happiness Report

言える関係かと言われるとどうでしょうか。

友人関係も、知り合いは多くても「仲がいい」と言える友人はどうでしょうか。

そう考えると、仲がいい人というのは、簡単そうで、簡単ではない関係なのかもしれません。

人間は社会的動物なので、**一人で生きるよりも周りの人たちとつながりを感じて生きているほうが幸福度が高くなるようにできています**。脳内ではつながりを感じた瞬間にオキシトシンが出て、脳を活性化し、認知機能を高める効果もあります。

逆に、高齢期に感じる孤独感情は認知症の発症リスクを高めます。孤独感と認知症発症の可能性は比例しています。

たとえば、夫婦であれば、パートナーに先立たれた人が、強い孤独感で認知症を発症するという話をよく聞きます。また、異常に老けてしまう人もいるようです。孤独感は脳の大敵です。

誰かとつながりを持つことは、脳の視床下部からオキシトシンを出す以外にも脳を活性化する作用があります。脳の前頭前野を活発に利用するので、脳の老化がさらに減少する可能性があり、老人脳を改善してくれます。特に**人の目を見て話すと前頭前野がより活性化する**ことが東北大学の研究で知られています。**スーパーエイジャーは「肯定的な社会関係」のレベルが高い**ことがわかっています。つながりが生む効果ですね。

一方で、苦手な人や嫌な人とのつながりは脳のストレスになります。「否定的な社会関係」は脳にいい影響を及ぼしません。プラスになるのは肯定的な社会関係です。

✓ 大切なのはつながりの数ではなく質

もうひとつポイントがあります。肯定的な社会関係があっても、その数はあまり多くないほうがいいのです。数が多いと脳が処理しきれないからです。**数ではなく、大切なのはつながりの質です**。腹を割って話せる親しい人がいることが大切なのです。

すでにそういう相手がいる人はいいのですが、いない人はそういう相手をつくることをおすすめします。ただ、「妻とはなんでも話せる関係ではない」「子どもとは価値観が違いすぎる」「会社の同僚や知人は増えたけど、親友と呼べる友人は大人になるとなかなかつくれない」……そんな声も耳にします。
そういう人のために、相手をつくる方法をＰ３１５で紹介します。

ちなみに、仲がいい人が一人でもいれば脳の認知機能も幸福度も上がりますが、だからといって仲のいい人が二人以上はいらないというわけではありません。複数人いることはいいことです（くり返しますが、多すぎない範囲で）。
また、後述しますが新しい人間関係をつくることも脳に刺激を与えてくれます。仲のいい人が一人以上いて、さらに新しい人間関係づくりにも挑戦する。これが脳を活性化させる方法のひとつです。

話は少しずれますが、こんな調査結果もあります。

「こじんまりとしたパブに行く回数が多い人は幸福度が高い」

こんなことまで調べる人がいるのかと思いましたが、この結果は興味深いです。規模の大きな飲み屋さんに行く人よりも、小さめのパブに行く人のほうが人との親密度が増し、そこでのコミュニケーションが脳の認知機能も上げてくれるということです。

この調査結果は「なじみのスナックやバーがある人は幸福度が高い」ということでもあります。確かに、知人でもスナックが大好きな人が何人もいますが、みなさん、なじみのスナックがあることが喜びになっているようで、よくスナックでの話を楽しそうに教えてくれます。

「自由な人」は老化しにくく、「まじめな人」は老化しやすい

　スーパーエイジャーたちに共通する法則はほかにもあります。それは、自由で、好きなことをしているということです。たとえば食べ物は、好きなものを食べている人が多い。ほかのことでも、自分に「制約」をかけず、好きなことをしている人が多いのです。

「これをしたらいけない」「ここは我慢しないといけない」、そういう**制約を自分にかけていない人のほうが長生きしやすい傾向がある**人です。

　なぜなら、私たちの**脳は制約をかけると状態が下がってしまい、やる気のホルモンであるドーパミンが出にくくなってしまう**からです。

逆に言えば、次のような人たちは自分に制約をかけやすいので、気をつけたほうがいいと思います。

●まじめ過ぎる
●ガンコ
●自分にきびしい
●新しいことを始めない

自分への制約は、脳には悪いことばかりです。実際にスーパーエイジャーたちを見ても、好きなものを食べたり、高齢になってから新しいことを始めたり、適度にお酒なども楽しむ人が多いことに気付きます。アメリカで最高齢だったサラ・

ナウス（没年１１９歳）は、嫌いな野菜は食べなかったそうです。イギリスの最高齢記録をもつ元軍人のヘンリー・アリンガム（没年１１３歳）は、タバコとウイスキー、女性とユーモアが好きだったそうです。ストレスは脳の老化を早めることがさまざまな研究でわかっているので、できる限り脳にストレスを与えないようなことを選択できたほうがよいのです。

日本人２万人を調査した研究でも、**人は自分で決定できる自由な環境にいるとき、健康や人間関係について最も幸福度が高まる**ことがわかっています。

また、好きなことをしていると、さまざまな刺激があることも脳にとってプラスです。

たとえば、好きなものを食べているときの「おいしい！」という感情は、味覚への刺激だけでなく、嗅覚、視覚などさまざまな刺激になります。

「この歳になったら、これは食べないほうがいい」などと自らを制約するのではなく、**「好きなものは自分の体が欲しているもの」くらいの感覚で、自由に「好き」を優先して暮らす**ことが脳の若さを保つコツです（ただし、ほかの病気などで制限がある場合はそのことも考慮してください）。

いくつになっても脳の神経ネットワークが増える方法がある

「最近、何をするにも億劫で、やる気がしない」

こういう感情が強くなっていたら、すでに老人脳が進んでいます。やる気脳が老化していると言えるかもしれません。

しかし、こんなとき、ドーパミンを分泌させるよい方法があります。それは、**やろうと思っていることを20秒だけやってみる**ことです。脳には作業興奮という性質があって、やり始めるとそのままやってしまうという性質があります（たとえば、掃除をやろうと思うと面倒ですが、「20秒だけやってみよう」と思うと、結局しばらく掃除してしまうのです）。

私たちは大きなことをしようと思うと、なかなか動けませんが、小さなことだとやってみようと思うのです。スーパーエイジャーもそうです。大きなことをしているように見えますが、意外と小さなことから始めることが多かったりします。歩くことから始めたら、楽しくなってきてマラソンにチャレンジしてみたり、シンプルな生活が好きで日々の写真をアップしたら、インスタグラマーになってしまったり、些細なことから始めていることがわかっています。

また、新しいことに挑戦するのも脳を活性化させることがわかっています。**新しいことにチャレンジするのは脳の機能維持に効果があります**。脳の神経ネットワークが新しいことにチャレンジすると増えるからです。

人間の脳は加齢とともにだんだんと細胞が少なくなっていき、神経ネットワークも減っていくイメージがあるかもしれませんが、半分正解で半分は間違いです。脳の細胞の数は確かに減っていきますが、**ネットワークは加齢とともに減るわけではありません**。むしろ経験とともに増えていきます。

神経ネットワークとは膨大な数の神経細胞のつながりのことで、このネットワークが記憶や学習、運動、さらには生きるために必要な数々の知識など、脳のさまざまな活動を支えています。

たとえば、何か新しいことを始めると、神経と神経をつなぐネットワークが新しく生まれます。この能力は高齢者でも起きることがわかっています。神経のネットワークの数は年齢に関係なく増やすことができます。

ただ、新しいことをしないと刺激が入ってこないため、ネットワークが形成されません。

いくつになっても脳が老化しないスーパーエイジャーは、脳神経ネットワークの数が多いことがわかっています。スーパーエイジャーは新しいことに挑戦している人ばかりですから納得です。

国立長寿医療研究センターの西田裕紀子副部長の大規模調査でわかったことがあります。40歳から81歳の男女１５９１人に対してテストした6年間の研究により、「新しいことが好きな人」は、歳をとっても脳の認知機能がほとんど落ちていないという結果が出たのです。

新しいことにチャレンジしない人は、もともと認知機能が低い人が多く、それが6年後にさらに低くなってしまいます。

しかし、「新しいことにチャレンジするのが好きな人」は、なんと6年経っても脳の認知機能がほぼ落ちていなかったのです。また知的好奇心が高いほど、記憶の定着率がよくなることもわかっています。

✓「脳に刺激を与える人」と接する機会を増やす

減ってきたさまざまな欲をこれ以上減らさないことも、脳を老化させないために必要です。

ポイントは「刺激」です。たとえば、コロナになって人と会うことや外に出る機会が大幅に減った人は、脳への刺激も激減しています。

意識的に脳への刺激を増やすことが「欲」を減らさないコツです。特に人とのつながりから得られる刺激は、脳に大きな刺激をもたらします。なぜなら、オキシトシンはドーパミンも活性化させるからです。社会的なつながりはあなたに多幸感をもたらすだけでなく、生きる意欲ややる気さえ生み出す可能性があります。

特に意識したいのは、いつも同じ人ではなく、若い人やスーパーエイジャーと接する機会を増やし、自分の脳に刺激を与えていくのが効果的です。

そのきっかけづくりになるのが、新しい趣味や社会活動を始めることです。具体的な方法はＰ１８７で紹介しているので、ぜひ実践してみてください。

無理をすると脳は老化する

新しいことにチャレンジする。大切なことですが、気を付けたいことがあります。それは「無理をしない」ことです。

「若い頃は無理が利いたのに、60歳を超えて無理ができなくなった。ちょっと無理をするとすぐ体調が悪くなる」

先日、60代の知人がそんなことを言っていました。若い頃のように、もっといろいろ頑張りたい気持ちはあるそうなのですが、体が言うことを利いてくれないことにストレスを感じることもあるそうです。

でも、60歳を超えて無理をしないことは脳の立場から見ても正しい行為です。「無理」が脳の老化を早めるからです。**無理をすると脳はストレスを感じ、そのストレスが脳の老化を速めてしまいます。**

ただ、無理はいけないからと、怠けすぎたり、ダラダラとラクばかりするのも脳にはマイナスです。

「中庸《ちゅうよう》」という考えがあります。中庸とはバランスがとれた、一番エネルギーが高い状態です。このバランスが崩れると病気になったりメンタルがやられたりするそうです。

実はイライラしているときの高齢者の脳もバランスが崩れていることがわかっています。イライラしているときの脳は、左脳ばかりが動いている状態です。この偏りは、脳に負荷がかかります。左脳と右脳のバランスがとれた状態がいいのです。

脳のバランスだけでなく、**体のバランスが崩れることも、脳を老化させる原因になります**。たとえば、足を組むのもよくありません。

足を組むと、座っているときに背中にずれが生じます。そのずれから骨格が崩れていきます。左右どちらかに体が傾いていると、脳はバランスをとろうとして調整をかけています。脳も動いているのです。この調整をしていることも脳のストレスになります。

足元からも老人脳になっていくのです。いくつになっても脳が老化しない人、若々しい人はみな姿勢がいい人が多いですよね。

話がずれたので、「無理をしないこと」に戻します。

私の研究テーマのひとつに「成功者の脳」があります。成功者に共通するのはどんなことなのかを調べているのですが、**成功するために必要なことのひとつに「無理をしないこと」があります。**

意外に思うかもしれません。成功した人は無理をしたことで成功を手に入れたと思うかもしれませんが、実は「無理をしない」ことが大切だったのです。

無理をして「自分の身の丈」を越えることをしている人は、一時的な成功はあっても成功し続けることは困難です。

自分の得意な領域で、無理をしないで事業をしていくことが、長い間うまくいく秘訣だったのです。

中高年にしか存在しない「休め遺伝子」が脳の損傷を守る

「長寿遺伝子」という言葉を聞いたことがあるでしょうか？　寿命や老化などをコントロールする遺伝子のことです。

最近、この長寿遺伝子ですごい発見がなされました。「レスト遺伝子」というものが発見されたのです。私はこれを「休め（レスト）遺伝子」と呼んでいます（レスト遺伝子の「レスト」の意味は本来全く違う意味になります）。これの何がすごいかというと、休め遺伝子が脳をダメージから守ってくれる存在だったのです。

2019年、ハーバード大学の研究チームが、脳バンクに提供された高齢者の脳を調べたところ、１００歳以上の人の脳には70〜80歳で亡くなった人よりも、「レスト」という遺伝子がたくさん発現していました。

休め遺伝子は脳活動の過剰な活性化を抑える役割があって、体全体の活動をゆるやかにして負担をかけないことで、脳の寿命を伸ばす効果が世界的に注目されています。

ここまで脳を活性化するために新しいことに挑戦したり、新しい人間関係をつくることをすすめてきましたが、「やりすぎ」は禁物です。脳の活性化は大切なのですが、「過剰な活性化」は抑えなければなりません。中高年になっても若いときと同じようにアクティブに活動をしていると細胞が傷つきやすくなります。若いときと同じように行動することは細胞の観点から見るとＮＧです。

でも、一度習慣化してしまうと人はなかなか変えられません。ついついアクティブになりすぎたり、無理をしてしまいます。

そこにブレーキをかけるのが休め遺伝子です。

中高年になると、若いときのような情熱、やる気が薄れてくることがありますが、これは自分に無理をさせないための防御機能でもあります。ですから「最近、昔ほど何かに熱くなれない」「モチベーションが落ちた」というのは、何も悪いことだけではないのです。むしろ、自分の脳と体を守るために必要なことでもあるのです。その代わりに冷静さが生まれてきます。

昔バリバリ仕事で活躍した人が、いざ情熱ややる気が薄れてくると「自分はどうしてしまったんだろうか?」「昔の自分を取り戻したい」と悩む人もいますが、これは加齢とともに起きる現象で、ある程度はしょうがないものです。**「情熱ややる気が薄れるのは自分のせいではなく遺伝子のせい」**そのくらいに思っておくほうがいいかもしれません。実際にこの休め遺伝子は、脳の老化を抑えてアルツハイマー型認知症を予防してくれます。

考えてみてください。60歳になっても、70歳になっても、昔のような活動をしていたら、体はボロボロになります。生命を守るためにも必要なことなのです。情熱ややる気が落ちてくることは、休め遺伝子が正常に働いている裏返しでもあります。ですから、これまでとは視点を逆転させて、「冷静さ」を強みにするくらいの感覚を持つのがいいと思います。

レスト遺伝子はじめ長寿遺伝子の役目のひとつは、ざっくり言うと「自分を大切にすること」です。

くり返しますが、「新しいことに挑戦すること」が大切だと書いてきたので、「それだと矛盾してないか？」と思うかもしれません。そうです。これが脳の面白いところで、どちらかに偏ってしまうのがＮＧなのです。大切なのはバランスです。

挑戦したり、生きがいを持ったりすることは大切ですが、やりすぎないこと。自分を甘やかすことも大切ですが、甘やかしすぎは逆効果です。先にも書いた「中庸」が大切になります。

いくつになっても「生きがい」があるだけで脳は大きく変化する

「生きがいはなんですか?」

そう聞かれて、あなたならどう答えるでしょうか? 即答できた人は、脳の認知機能が衰えにくい人です。

アメリカで「生きがいと脳の関係性」を調べたこんな研究があります。

▼**調査内容**

２５０人の高齢者を10年にわたり調査し、亡くなったときに脳を解剖。すると、生前に生きがいを持っている人と持っていない人で明らかな違いが判明。

生きがいがある人は、脳が萎縮していても認知機能が高い。

生きがいはこういうものじゃなきゃいけないということはありません。その人が心からそう思えればなんでも大丈夫です。

植物を育てたい、切手を集めたい、ゴルフを極めたい、孫を育てる助けをしたい……、本当になんでもいいのです。

たとえば、アイドルを応援することが生きがいだというならそれでいいですし、スポーツのサポーターを本気でやるのもいいと思います。旅行を生きがいにするのもいいですね。**旅行に行くという目標を設定するだけで実は認知機能が上がる**ことがわかっています。

旅行の計画があると、その旅行に行くまでの間、なんだか頑張れたり元気が出たりしませんか？　あの感覚です。計画を立てただけで脳の前頭前野が活性化しています。

また、**大きな生きがいではなく小さく達成しやすい生きがいのほうが**、前頭前野の先端にある前頭極と呼ばれる領域が活性化することもわかっています。

反対に生きがいがないと、脳の機能は下がってしまう可能性があります。

特に、外に出ない、運動もしない、さらに生きる目標もないとなると、脳にとってはマイナスが幾重にも重なってしまいます。認知症のリスクも当然高まります。

生きる目標を日常の中に組み込めるといいですね。

年間の目標であれば、旅行とか、コンサートに行くとか。日常の目標であれば、「この仕事が終わったらケーキを食べよう」とか。

毎晩の晩酌を楽しみに働いている人もいますが、これも脳科学的には正しい行動です。老人脳を改善したり、予防できる効果が期待できます。

毎日の中でできる「脳にいい暮らし方」

「毎日ひとつ、何か新しいことをする」と決めている知人がいます。この人は、ほんのちょっとのことでもいいので、いままでやっていなかったことをやると自分に課していて、それが習慣化されているそうです。

たとえば、コンビニで買ったことがないお菓子を買う、家の近所でも通ったことがない道を通ってみる、見たことがないテレビ番組を見てみる、レストランでなかなか頼むことがないメニューを注文してみる……。なんでもいいそうです。

その話を聞いて、**この人は「脳にいい暮らし方」を知っているなと思いました。**

新しいことをすることは、脳にいいという話をしてきましたが、それを習慣化することが簡単ではない人もいるようです。そういう人の話を聞いていると、「新しいこと」というのをちょっと大げさに考えすぎてしまっていることがあります。この知人のように、「ちょっとしたこと」で十分です。それだけで、脳は変化します。

たとえば、散歩や通勤で歩いている人であれば、その道を毎日変えてみる。図書館に行く、書店に行くという習慣をつけることも脳にいい行為です。実は、読書の習慣がある人ほど健康寿命が長くなるという研究報告もあります。

「新しいこと」は、行動を変えるだけでなく、環境を変えることでもＯＫです。花やグリーンを部屋に飾ってみる、部屋の模様替えをする、寝る部屋を変えてみる、枕の位置を逆にしてみる……ちょっとしたことでいいので、ぜひ実践してみてください。

脳にいい習慣例

花やグリーンを机に置いてみる	反対の足から靴をはいてみる
洋服の色を変える	挨拶をしたことがない人にしてみる
いつもと違うジャンルの映画を観る	新しい電化製品を買ってみる
いつもつけないテレビのチャンネルをつけてみる	いつも頼まないメニューを頼んでみる
スマホの待ち受け画面を変えてみる	歩くスピードを変えてみる
家の芳香剤の香りを変える	ネイルや化粧を変えてみる
いつもと違うジャンルの音楽を聴く	髪型を変えてみる
寝る場所や方向を変えてみる	ひげをはやしてみる
新しい入浴剤を入れてみる	乗ったことのない電車に乗る
食べる場所を変えてみる	知らないお店に入ってみる
エレベーターでなく階段で上ってみる	コンビニで普段買わないものを買ってみる
パジャマを変えてみる	呼吸のペースを変えてみる
カバンでなくリュックにしてみる	枕を変えてみる

第3章

あなたの脳の老化度がわかる診断

あなたの脳の老化度がすぐわかる方法①

老人脳の症状は、以前と比較して頻度が高くなった、度合いがひどくなったことに自分で気付くのはなかなか難しいので「老人脳自己診断チェックリスト」を用意しました。この診断で自分の脳の状態を知ることができます。この35項目をチェックして、あなたの老人脳度を診断してください。

あなたは老人脳？
老人脳自己診断チェックリスト

あなたの老人脳のタイプがわかる診断です。A.〜E.のそれぞれの項目で、該当するものにチェックをつけて、該当した数を記入してください。時間をかけて頭で考えると正確な結果が出ないことがありますから、時間をかけずに直感で✓をつけてみてください。

A.　→ ＿＿個

- □ 新しい場所に行くのが億劫《おっくう》
- □ 集中力が続かない
- □ 最近、流行っている曲を聞いてもわからない
- □ 食べたいと思えるものがあまりない
- □ 新商品には興味がない
- □ 昔と比べると本を読まなくなった
- □ 昔話や「あの時代」がいかによかったかばかりを話す

B.　→ ＿＿個

- □ 人の名前や顔が覚えられない（アイドルが同じ顔に見える）
- □ 同じことを何度も言うことがある
- □ 約束の日時や場所を忘れる
- □ 何度も忘れ物がないか確かめる
- □ 用事があってその場所に行っても何をするか忘れてしまう
- □ 物をどこに置いたかわからなくなる
- □ 同じ物と気付かずに2度買ったことがある

C.　　→ ＿＿個

□ 考えて買うより感覚で買うことが多くなった
□ 情報を鵜呑みにしてしまう傾向がある
□ 同時に 2 つの作業ができなくなってきた
□ スケジュールを甘く見積もって遅れてしまう
□ 料理・計算・運転でうっかりミスをすることがある
□ 過去の成功体験にしばられて同じ選択をしてしまう（同じメニューを頼む、いつも同じ人と付き合うなど）
□ 衝動的に行動することが多くなった（待てなくなった）

D.　　→ ＿＿個

□ 他人の意見に共感することが少なくなってきた
□ 服装に気を遣わなくなってきた
□ 人の話をあまり聞いていない
□ 批判されても気にならなくなってきた
□ 店員さんにタメ語をよく使う
□ プレゼントをあげても喜ばれなくなってきた
□ 気付いたら相手を傷つけていることがあった

E. → ＿＿個

- □ 名前をよく聞き間違える
- □ ボリュームを上げないと聞こえにくい
- □ 騒音の中では、会話や電話がしづらい
- □ 高い音が聞こえにくいときがある
- □ テレビや音楽の音が大きいと周りから言われる
- □ 音がどこから聞こえてくるかわかりづらい
- □ 早口でしゃべられると理解できない

診断結果

A. ～ E. それぞれの項目で4つ以上該当することがある場合は、あなたは下記の老人脳タイプである可能性が高いです。

A. → やる気低下型の老人脳

あなたの脳は、やる気のホルモン、ドーパミンを分泌する線条体《せんじょうたい》の働きが衰えている可能性があります。

B. → 記憶低下型の老人脳

あなたの脳は、記憶の中枢とも言われる海馬や記憶に関連する部分の働きが低下している可能性があります。

C. → 客観・抑制低下型の老人脳

あなたの脳は、物事を客観視したり、判断したり、感情を抑制する前頭前野を中心とした部分に衰えが見られる可能性があります。

D. → 共感低下型の老人脳

あなたの脳は、人の気持ちを理解する前帯状皮質や島皮質などを含む場所が衰えてきている可能性があります。

E. → 聴覚低下型の老人脳

あなたの脳は、音声の刺激が入力される内耳組織や聴覚中枢、認知機能全般が衰えてきている可能性があります。

老人脳自己診断は、自分の認識が間違っている危険性もあるので、家族や友人など、第三者にもやってもらい、自分の診断と第三者の診断を比較すると、より正確に判断できます。

どうでしょうか？　予想以上に老人脳に当てはまった人もいるかもしれませんし、意外とまだ大丈夫だと感じた人もいるかもしれません。

ただ、ここで大切なことは、**どんな人でも脳の老化が進むことはよくない**ということ。しかし、老人脳をこれ以上進行させない、もしくは老人脳を遠ざける方法が最新の研究からいろいろわかってきました。それが、本書で紹介する方法です。

また、いまはまだ老人脳になっていないという人も、そのままではいずれ老人脳に進んでしまう可能性もあるので、本書で紹介する方法を予防に活用してください。80代、90代になっても脳が老化しないために、そのための方法を数多く紹介していきます。

ここでひとつ皆さんに世界を驚かせたある事実を伝えたいと思います。

それは、**脳の神経細胞は70歳を超えても新しく生まれる**という大発見です。

従来、脳の神経が新しく生まれるのは子どものみで、大人になると生まれなくなると思われていました。しかし、世界的な研究で大人になっても、しかも90歳になっても、神経が再生されていることがわかったのです。

加齢で脳が萎縮したとしても、脳の機能（認知機能）が全く衰えない人たちは、この神経新生が起きているため、いつまでも若い脳を保つことができます。

あなたの脳の老化度がすぐわかる方法②

脳の老化状態をすぐ診断できるもうひとつの方法があります。**「片足立ち診断法」**です。簡単な方法なので、ぜひ自分の状態を知るために、こちらもやってみてください。

▼診断方法

その場で立ち上がり、目を閉じた状態で片足立ちをしてください。何秒間、片足で立っていられるかを計ってください。

※転倒の危険もあるので、くれぐれも無理のないように、またできるだけ周り

に障害物や物がない場所でやってください。

たったこれだけで、診断できます。どうですか？　何秒間できましたか？

目安は30秒です。**目を閉じて30秒以上片足で立っていられれば、脳はまだまだ若い状態です。逆に30秒未満の人は老人脳が進んでいます。**

目を閉じた状態での片足立ち時間はこんな目安です。

・平均58・8秒↓脳年齢30代
・平均32・9秒↓脳年齢40代
・平均23・7秒↓脳年齢50代
・平均9・4秒↓脳年齢60代
・平均4・5秒↓脳年齢70代

・平均2・9秒→脳年齢80代（国立長寿医療研究センターによる年代別平均値
＊30代については、個別に50名の平均値を算出）

これは言ってみれば脳年齢と逆比例の関係にあるということのようです。たとえば、4・5秒の人は脳年齢が70代、32・9秒であれば脳年齢は40代といった感じです。実年齢が80代でも脳年齢は50代という人もいますし、その逆の人もいます。

まずは、自分の脳の状態を把握してみてください。

また、両目を開いたままで片足立ちをして、20秒以上続けられない場合は、小さな脳出血を発症している「無症候性ラクナ梗塞《こうそく》」などの可能性があるので、注意が必要です。

目を開けたまま片足立ちをした場合は長くできる人でも、目を閉じたとたんにできなくなる人がいます。こういう人も、残念ながら老人脳が進んでいます。

平衡《へいこう》感覚は、目を開けているときは視覚野でバランスを取ろうとします。その視覚野を完全に遮断すると、視覚情報ではなく「本当の身体のバランス感覚」で立とうとします。この**「本当の身体のバランス感覚」が脳の状態と比例している**のです。

ですから、まずは自己診断をしてもらい、脳の状態を確認してください。もし目を閉じて30秒以上片足で立っていられなくても、30秒以上立てるようにトレーニングをしていくことで、脳を鍛えることができます。

トレーニングは、次の方法をくり返しやっていくことです。

目を閉じても30秒以上立てるようになるまで、毎日何回かトレーニングをしてください。すると、だんだん慣れていき、片足で立てる時間が長くなっていくはずです。実はこれは第4章で述べるコーディネーション運動（↓P123）のひとつ、脳にいい運動なのです。

ちなみに、この片足立ちは、単に筋力の問題ではありません。筋力も関係はしていますが、筋力以外の能力も多く関わってきます。もし筋力だけの問題であれば、目を開いていても閉じていても、立っていられるのは同じ時間になるはずですよね。


片足立ちの練習は、短時間でも効果が期待できます。

バランス能力は生活をしていく上でもとても大切な能力で、自立して生活を送れるかどうかにも影響してきます。ある研究では、バランス能力の高い人は14年後も自立した生活を送るスキルが高いという結果が出ています。また女性は特に早く歩ける人ほど自立した生活を送りやすく、バランス能力が低いほど自立した生活を送れなくなることがわかっています。

片足立ちは転倒防止効果もあります。片足立ちが目を開けて30秒できる人を調べたところ、直近1年間で転倒した人が誰もいなかったという研究結果もあるくらいです。

また、目を開けた状態で片足立ち能力が高い人は膝の関節の可動域が大きく、歩くときにしっかりと歩くことができるそうです。

目を開けて片足立ちができることは、死亡率とも関係しています。

４つの身体機能が低い人ほど死亡率が高いというデータがあるのです。この４つとは、「目を開けたままの片足立ち」「握力」「歩く速度」「椅子から立ち上がる時間」です。

目を開けたままの片足立ちが30〜90秒だと死亡率が1・12倍、30秒以下だと3・75倍に高まります。握力が弱いと死亡率が1・67倍高まり、歩く速度が遅いと死亡率が2・87倍になり、椅子からの立ち上がりが遅いと死亡率が2倍となってしまいます。

また、目を開けて片方で立てても、両足に時間差が10秒以上あると、ロコモティブシンドロームといって、移動する能力が低下してしまうリスクが高まることもわかっています。

片足立ちができるようになれば、想像以上に健康効果が期待できるのです。

老人脳には5つのタイプがある

脳には「老化が起きやすい部位」があります。その部位をベースに、老人脳は5つのタイプに分類できます。

- ●タイプ1　「やる気脳」の老化
- ●タイプ2　「記憶脳」の老化
- ●タイプ3　「客観・抑制脳」の老化
- ●タイプ4　「共感脳」の老化
- ●タイプ5　「聴覚脳」の老化

✓タイプ１　「やる気脳」の老化

やる気がなかなか出なくなる。これは老人脳の特徴のひとつです。若い頃は仕事で成果を出すことに一生懸命になれたり、試験を突破するために猛烈に勉強したり、休みに海外旅行にあちこち行ったりと、高いモチベーションでいろいろなことができたのに、歳とともにモチベーションが薄れていく。

特に、若い頃にやる気の熱量が高かった人は、自分の熱量が減ったことがなかなか受け入れられない人もいます。「自分はもっとできるはず」と思っていながら、心と体が昔のようには燃え上がらない。そのギャップに苦しんでいる人もいます。「やる気脳の老化」です。

また、「食べたいものがすぐ思いつかなくなった」など、「欲」がだんだん減っ

「やる気脳」の老化の特徴	
◎あらゆる意欲の低下（生活、趣味、仕事など）	
◎集中力の低下	◎流行についていけない
◎新商品に興味がわかない	◎昔のことばかり懐かしむ
◎過去にすがりたくなる	

てきたり、「いままでやってこれたことが面倒になった」というのも老人脳の可能性があります。たとえば、毎年書いていた年賀状を出すのが億劫《おっくう》になりやめてしまったという人などは要注意です。

やる気脳の中核は脳の報酬系とも言われる線条体《せんじょうたい》です。線条体は新しいことやワクワクすることがあると活性化し、やる気スイッチが入ります。このスイッチが加齢とともに入りにくくなるのが、やる気脳の老化。ドーパミン神経や男性ホルモンの分泌が衰えてくることも関係しています。ただし、60代、70代でもやる気スイッチを入れる方法があります。詳しくは第4章以降を読んでください。

✓タイプ２　「記憶脳」の老化

会った人の顔を覚えられない。テレビに出てくるタレントの名前がなかなか出てこない。スケジュールをすっぽかしてしまう……。物忘れがひどくなるのも老人脳の特徴です。

記憶に関わる脳の能力は若い時代にピークを迎えます。詳しくはP32で解説しましたが、「人の名前を覚える」「顔を覚える」ピークは20代～30代です。60代、70代、80代になれば記憶脳が老化するのは自然なことですが、それに抗《あらが》うことはできます。

「記憶脳」の老化の特徴	
◎物忘れが増える	◎人の顔や名前が覚えられない
◎同じことを何度も言う	
◎「あれ、あれ」という言葉がよく出てくる	
◎昨日食べたものがなかなか思い出せない	

この記憶に関連するのは脳の海馬です。短期記憶を保存しておく役割と、これは長期記憶にしたい！　という情報を大脳に届ける役割があります。この海馬が機能低下すると、記憶力に影響が出ます。物忘れが増えたり、昔のことが思い出せなくなってくるのです。

海馬を意識的に鍛えることで、いくつになっても機能低下を防ぐことができます。

✓タイプ3　「客観・抑制脳」の老化

すぐにイライラしたり、自分の感情を抑えられない。人の言うことを疑いもせず、すぐ信用してしまう。日常でミス、間違いが多発する。これらは脳の抑制ができない、脳が計画を立てられない、そんなタイプの老人脳で、脳の司令塔と言われる前頭前野が衰えている可能性があります。

お店で店員さんにぞんざいな態度をとっている老人は、まさにこのタイプ。すぐイライラして、感情の抑制ができないのはタイプ3の老人脳の特徴です。

また、オレオレ詐欺に引っかかってしまう人もいます。これだけ報道され、自分でも気をつけないといけないと日頃は思っていても、巧妙な詐欺の手口を鵜呑みにしてしまう。ニュースでオレオレ詐欺の被害を見ている人は、なんでこんなものに引っかかるのかと思うかもしれませんが、人を適正に疑うことが苦手にな

「客観・抑制脳」の老化の特徴	
◎感情を抑制できない	◎その場の空気にのまれやすい
◎リスクを考えなくなる	◎情報を鵜呑みにする
◎運転ミスが増える	◎客観視ができない
◎オレオレ詐欺にあいやすい	

り、ついつい信じてしまいます。複数の視点から物事を見られなくなっている状態なのです。

最後はミス型です。計算のミスや運転中の不注意、予定のすっぽかしなど、ちょっとしたミスから大きなミスまで、注意や意識が行かずに間違いを犯してしまう人も、この老人脳の恐れがあります。

これらはすべて脳の司令塔でもある前頭前野の働きの低下が大きな原因です。記憶や感情、学習や言語などをコントロールし、判断するのが前頭前野で、その機能低下は感情の抑制や注意力を弱めます。すぐイライラする人は自分の前頭前野の働きが悪くなっていることを自覚したほうがいいかもしれません。

客観脳と抑制脳の老化も、改善をする方法があるので、ご安心を。本書で紹介する老人脳改善法をぜひ実践してください。

✓タイプ4　「共感脳」の老化

世の中には他人に対して失礼な人がいますよね。**列に割り込む人、電車で人を押しのけて我先に座ろうとする人、ソーシャルディスタンスを無視して近づいてくる人、自分のことばかり主張する人……**。相手に対して無配慮な人は共感脳の働きが弱い、もしくは低下している可能性があります。共感脳の老化も老人脳です。

「共感脳」の老化の特徴

◎人の話を聞かない

これは何も高齢の人に限った話ではありません。若い人でも電車の中で音漏れを気にせず音楽を聴いている人は共感脳の働きが弱い人です。音漏れが周りの人に不快な思いをさせていることに全く気がついていません。若いうちから共感脳が弱いと、歳をとってからどうなるのか心配です。

共感脳に関わる脳の部位はいろいろとありますが、その中でも大切なのが前帯状皮質《ぜんたいじょうひしつ》と島皮質《とうひしつ》です。

前帯状皮質は血圧や心拍数の調節なども行う部位で、共感や感情、意思決定などの認知機能にも関わっています。一方、島皮質も感情や直感などの認知機能に関わる部位です。

この2つの部位の活動が低下することで起こるのが共感脳の老化

です。

ちなみに、客観・抑制脳と共感脳の２つが衰えた人はキレやすい、クレームをよく言う、ガンコになる、昔のやり方にしがみつく、などの特性があらわれます。

でも、これも同じく改善する方法はありますのでご安心ください。

✓ タイプ５　「聴覚脳」の老化

ここまでに挙げた４つの老人脳タイプ以外に、「耳の機能低下」も老人脳を促進します。

耳が遠くなることは、老人脳をさらに加速することがアメリカ・コロラド大学の研究でわかっています。**人の声が聞きづらい、テレビのボリュームを大きく上**

げないと聞こえないという症状は聴覚が衰えてきている証《あかし》です。こうなると、脳は聴覚を補うために視覚野や体感覚野を使おうとします。そのことで脳に変性が起き、脳の認知機能が落ちるのです。耳が聞こえなくなってくるのは、老人脳の重要なサインです。

老人脳はこの5つの要素のことをいいます。この5つの要素は、いくつかの要素が同時に起こることもありますし、中には全部の症状がある人もいます。

また、老人脳は高齢者にだけ起きる症状ではありません。30代でも、40代でも老人脳になり始めている人もかなりいます。メンテナンスもせず、生活習慣の改善もないままでいると、どんどん老人脳が進んでいきます。

この本で紹介する改善法、予防法を実践して、ぜひ老人脳を遠ざけてください。

第4章

老人脳にならないための運動

運動するならウォーキングより「脳活ドリブル」

ここで問題です。

「ウォーキングには脳を活性化する効果がある」

○か×か？

答え △

脳を活性化させるために運動は有効です。免疫機能を上げたり、筋力をつけたりと、さまざまな効果があることもわかっています。では、脳の認知機能を一番高める運動はなにかと聞かれたら、みなさんはなんと答えるでしょうか？　実はどんな運動でもいいわけではないのです。そこそこ効果がある運動と、高い効果がある運動があります。

▼**そこそこ効果が認められた運動**

ウォーキング、ランニング、筋トレ　など

▼**高い効果があった運動**

ドリブル、平均台などバランスをとる運動　など

過去30年間の運動と脳に関するさまざまな調査を網羅的に分析したところ、**最も高い効果があったのは、「コーディネーション運動」と呼ばれるもの**でした。

ちなみにウォーキングなどの有酸素運動や筋力のエクササイズの約2倍の効果が

あったそうです。コーディネーション運動とは、複数の動きを同時にする運動のことで、運動神経を上げるための方法として開発されました。脳から体への伝達速度をよりスピーディーに、より正確にすると言われています。

この運動の何がすごいかというと、リズム、バランス、スピード、筋力、柔軟性といった、運動に必要な要素を兼ね備えているということです。

コーディネーション運動を詳しく説明すると、大きく7つの要素に分けられます。

(1) リズム能力　目や耳から入ってきた情報を使い、タイミングをうまくとる。

(2) バランス能力　崩れたバランスを素早く整える。

(3)　変換能力　相手の動きに合わせて瞬時に変換できる。

(4)　反応能力　状況を察知しすばやく瞬間的に反応する。

(5)　連結能力　身体をスムーズに動かす、流れの中でうまく動かす。

(6)　定位能力　ボールがどこに落ちるかを予測するなど変化を調整していく。

(7)　識別能力　ボールなどを精密に扱う。

この7つがミックスしているコーディネーション運動こそ、認知機能の向上に最も効果がある運動なのです。中でも特に**手軽に、楽しみながらできるのが「ドリブル」**です。といっても、足で扱うサッカーのドリブルではなく、手を使うバスケットボールのドリブルです。私はこれを「脳活ドリブル」と呼んでいます。

ドリブルは、ボールひとつあればできる運動なので、やりやすいですし、高齢に

コーディネーション運動

①リズム能力	リズム感を養い、動くタイミングをうまくつかむ能力
②バランス能力	バランスを正しく保ち、崩れた姿勢を立て直せる能力
③変換能力	状況の変化に合わせ、素早く動作を切り替える能力
④反応能力	合図に素早く反応し、適切に対応する能力
⑤連結能力	身体全体をスムーズに動かす能力
⑥定位能力	自分と動いているものとの位置関係を把握する能力
⑦識別能力	道具などをうまく操作する能力

なってからでもけがをしにくい運動です（もちろんけがのリスクがゼロというわけではないですが）。研究でも、バスケットボールなどを使ったコーディネーションを含む運動を行ってもらうと、認知機能が大きく向上することがわかっています。

調査では2カ月～5カ月半、1日30分のコーディネーション運動をした結果、十分な効果をあげることができました。30分もし続けるのは至難の業ですが、短い時間でも続けて行えばうまくできるようになり、自分の成長を感じることができます。この「上達している感覚」が大切で、脳の認知機能が高まることにつながります。

また、脳を鍛える運動は男女でやり方を変えたほうが効果的という研究結果も出ています。

▼**男性に向く方法**

少しずつ強度を上げていくと運動がより効果的（たとえば、ドリブルを10回できたら、15回、20回、30回…にしていく）

▼**女性に向く方法**

強度を上げず、穏やかな低～中程度の強度のままで運動することが効果的（ハードな運動はむしろ逆効果）

では、次に脳活ドリブルのやり方を紹介します。

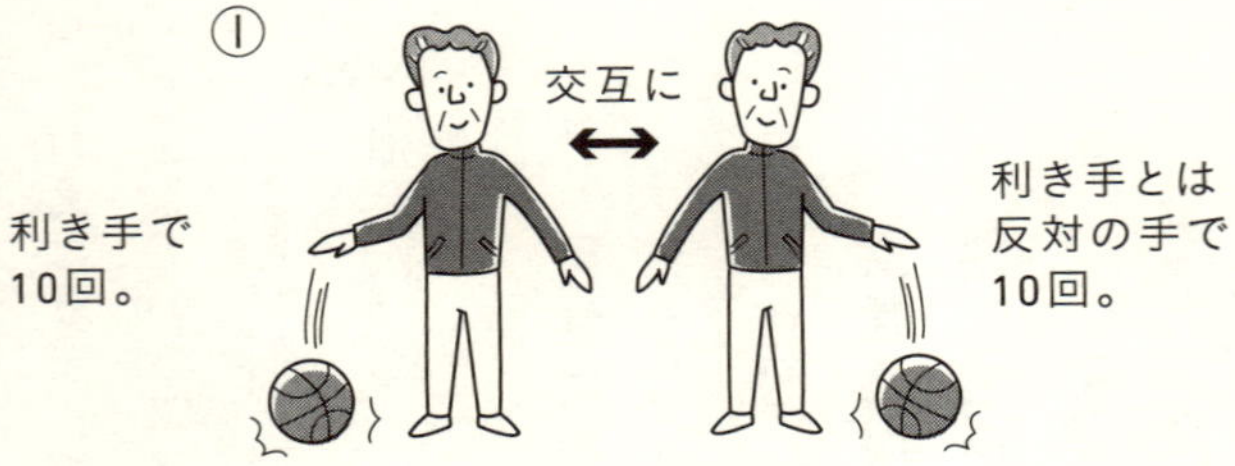
①
交互に
利き手で
10回。
利き手とは
反対の手で
10回。

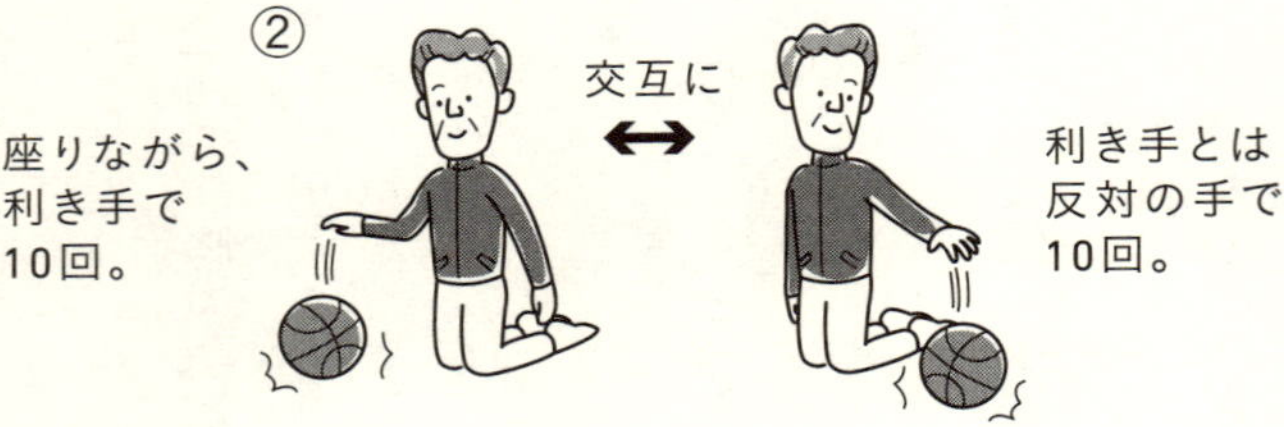
②
交互に
座りながら、
利き手で
10回。
利き手とは
反対の手で
10回。

脳活ドリブルのやり方

① 立った状態でバスケットボール※（バレーボール）を利き手で10回ドリブルしたあと、反対の手でドリブル10回と、交互に行う。

※100円ショップなどで売っているゴムボールなどでもOKです。自分がやりやすいボールを使ってください。

② 座りながら（両ひざ立ち）、利き手で10回ドリブルして、終わったら、反対の手で10回ドリブルする。

①、②を1セットとして、5分を目

①
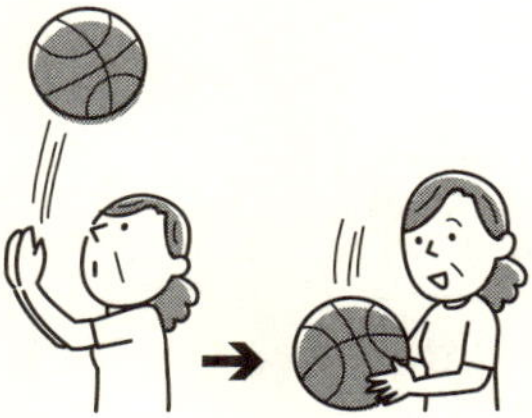
投げてキャッチ。
これを5回行う。

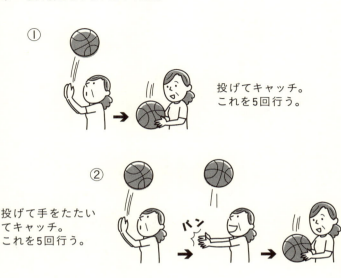

②
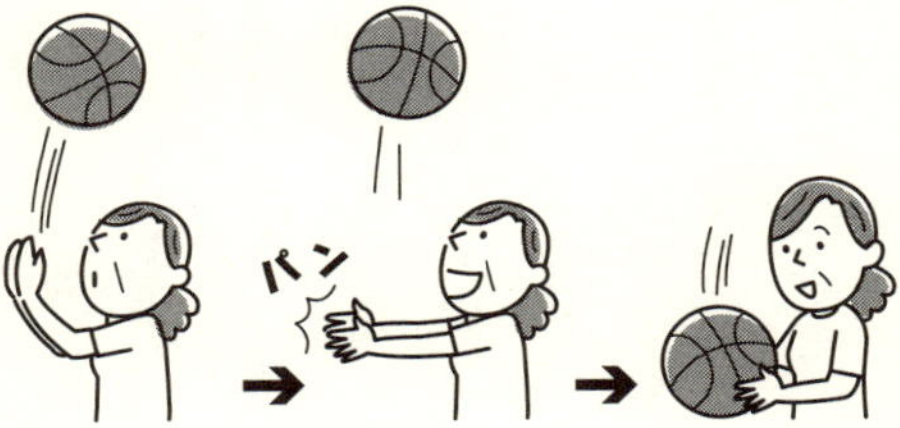

投げて手をたたいてキャッチ。
これを5回行う。

安にやってみてください（長くできればさらによし）。5分できない場合は自分ができる範囲でやってみて、少しずつ時間をのばしてみてください。

〈室内などドリブルがやりにくい場所の場合〉

① バスケットボールを頭の上に投げてキャッチ。これを5回行う。

② ボールを頭の上に投げて、手を1回たたいてキャッチ。これを5回行う。（男性は手をたたくのを2回、3回

③

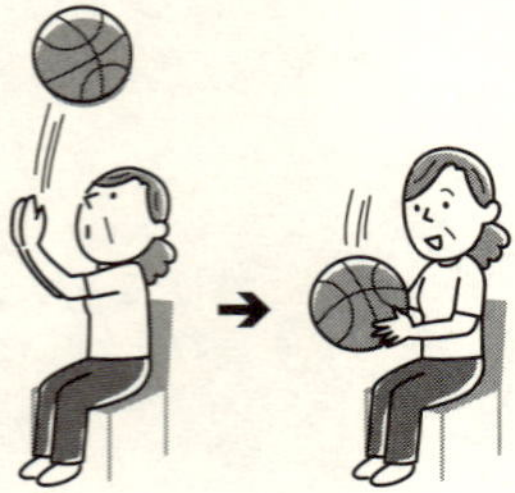

座りながら、
投げてキャッチ。
これを5回行う。

④

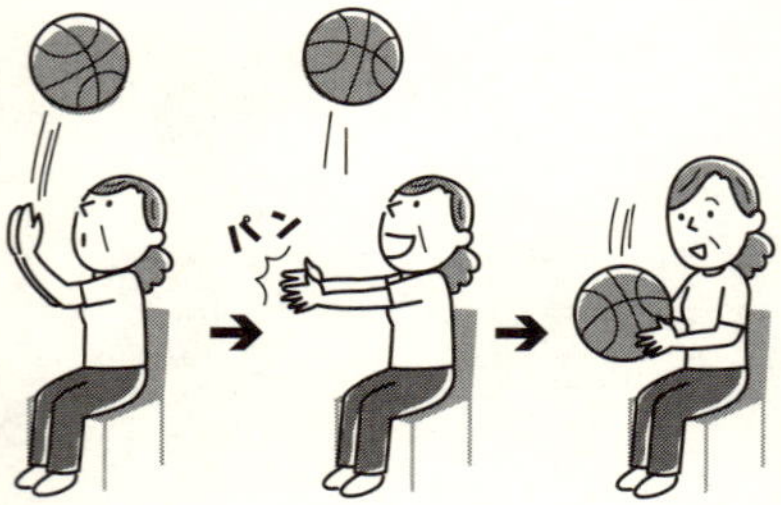

座りながら、
投げて手を
たたいてキャッチ。
これを5回行う。

と増やす）

③　座りながら、ボールを頭の上に投げてキャッチ。これを5回行う。

④　座りながら、ボールを頭の上に投げて、手を1回たたいてキャッチ。これを5回行う。

①～④を1セットとして、5分を目安にやってみてください（長くできればさらによし）。5分できない場合は自分ができる範囲でやってみて、少しずつ時間をのばしてみてください。

＊バスケットボールが重い場合は、軽いボール（ハンドボールやテニス、野球ボールなど）を片手で上に投げて、反対の手でキャッチしたり、卓球のボールが下に落ちないようにラケット上で何回うち続けられるかカウントしてみるのも効果的です。

ちなみに、コーディネーション運動はどの年齢でも効果があるので、若いときから始めていれば脳の老化予防につながります。

ドリブルだけでなく、ほかのコーディネーション運動も効果があります。飽きてきた場合は「寝ながらキャッチボール（①仰向けに寝て、利き手でボールを持ち、そのまま天井に向けて投げる。②落ちてきたボールを利き手でとる）」「ダーツ」「お手玉」「卓球」「ボーリング」なども脳活効果が期待できる運動なので、おすすめします。

読み終わった新聞紙が認知機能を高めるアイテムに大変身

前項で「脳活ドリブル」を紹介しましたが、もうひとつ、ご自宅でお手軽に脳の認知機能を高める運動を紹介したいと思います。

名付けて「脳活新聞ボール」です。これは、いわゆるお手玉を新聞紙でやる運動です。お手玉は、子どもの頃に親しまれた人も多いかもしれませんが、大人になってやってみると、けっこうすごいことをしていたことに気付かれるかもしれません。

・玉を1つ、空中に投げる

・上がった玉の速度や方向を確認する
・玉の落下地点を予測する
・もう片方の手を落下地点に移動させる
・もう片方の手で玉をキャッチする

お手玉を投げてキャッチする動きは、こんなにも脳と体を使っているのです。

まさにコーディネーション運動です。

これから紹介する「脳活新聞ボール」をすることで、認知能力、運動能力、空間認識能力など、複数の機能を向上させることができます。

では、さっそく、具体的に説明していきましょう。


まず、用意するものは次のものです。

以上です。

●（お手玉に代わる）新聞紙のボール2個

ご自宅にお手玉がなくても大丈夫です。**手近にある新聞紙や広告を丸めて、お手玉にしてしまえばいい**のです。ただし、通常のお手玉と比べてもキャッチする感覚が少し異なり、より多くの認知機能を使います。

もし軽すぎてやりにくい場合は、通常のお手玉を使い、慣れてきたら新聞ボールも試してみるのがおすすめです。最近だと、お手玉はインターネットや、お近くの100円ショップでも簡単に手に入ります。

✓「脳活新聞ボール」のやり方

ゆっくりでも、まず1回成功させることを目標にやってみてください。

まずは、新聞紙を丸めて2つのボールをつくります。そこからは、以下の手順で行います。

① 新聞ボールを両手に1つずつ持つ
② 利き手にある新聞ボールを目線より低くポーンと投げる
③ その間に反対の手の新聞ボールを利き手に移動
④ 落ちてきた新聞ボールを利き手と反対の手でキャッチ
①～④を、リズミカルに3回くり返します。

脳活新聞ボールのやり方

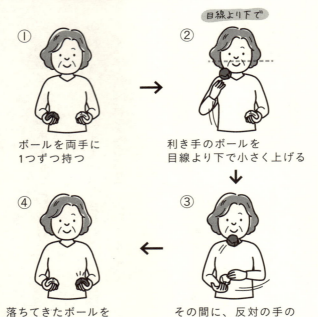

①

ボールを両手に
1つずつ持つ

②

利き手のボールを
目線より下で小さく上げる

③

その間に、反対の手の
ボールを利き手に移動

④

落ちてきたボールを
反対の手でキャッチ

発展　②のときにボールを高く投げてみよう

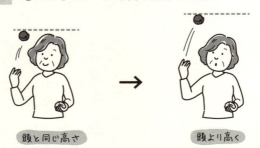

さらに難しい発展編として、②のときに、頭と同じ高さに投げてみましょう。もっともっと難しいやり方にチャレンジしたいときは、②のときに、頭よりも高く投げてやってみてください。

前述のエクササイズができたら、今度は利き手と反対の手で同じように①～④をリズミカルにくり返してみてください。

どのくらい新聞ボールを落とさずに続けられるか、タイムを測るゲームとして行っても面白いかもしれません。ずっと新聞ボールをしていると、体が熱くなっていきますが、これは認知機能と身体機能を十分に使っている証拠です。

もし十分に慣れてきて簡単にできるようになったら、新聞ボールを1個増やして、3個でやってみても大丈夫です。3個で6週間練習すると、脳の大切な部分である白質《はくしつ》や灰白質《かいはくしつ》に変化が見られることがわかっています。無理のない範囲で楽しみながら、やってみてください。

ダンスは脳活の極み

脳の認知機能を上げる究極のコーディネーション運動があります。ダンスです。

ダンスはコーディネーションを構成する7つの要素をほとんど使うからです。

アメリカの研究で、**ボードゲーム、楽器の演奏、ダンスを習慣的に行う人は認**

知症のリスクが少ないことがわかっています。

オランダではこの研究成果が認知されているせいか、たとえばTikTokを使って短い動画でシニアダンサーを募集するプロジェクトを行ったりしています。脳を元気な状態にするためのこういった活動を国を挙げてやっているのです。

ダンスはペアで踊るときに、より効果を発揮します。相手の反応を見ながら踊らないといけないので臨機応変な対応が必要だからです。これはコーディネーション運動の極みです。また、お互いが練習のときからコミュニケーションをとることが大切なので、それも脳にいい影響を及ぼします。

ペアでなく、一人で踊るときも、効果は期待できます。一人のときは、ただ適当に自分の好き勝手に踊るのではなく、**たとえばYouTubeなどの動画を見なが**

ら、動画の中の人に合わせて踊るようにしてください。その時点でコーディネーション運動になります。

ちなみに、YouTubeやX（Twitter）などのSNSは高齢者にとって脳を活性化させる最適なツールになります。やったことがない、難しそうと敬遠せずに、積極的に生活に取り入れてみてください。やってみたら簡単だったという声もよく聞きます。

「神経衰弱」をやると、記憶力が上がる

体の柔軟運動のように、脳の柔軟性を高め、記憶力を上げる方法があります。最新の研究で、若者の多くが脳の前頭前野の左右の片側だけをよく使っていることがわかりました。

一方で、高齢者には前頭前野の左右を使う人と片側しか使わない人がいるのですが、左右を使う人ほど認知スコアが高かったり、作業効率が高いことがわかっています。まるで二つの言語を使っているような感じで思考していたのです。前頭前野の左右両方を使うことで、脳の機能を高めてくれるので、左右ともに活発

に使えるようになる方法を紹介します。

鍛え方は簡単です。

新しいことを覚える練習をする。それだけです。たとえば英語を覚えたり、資格をとる勉強をしてみたり。**前頭前野を左右ともにうまく使うためには、脳に新しい負荷をかける必要がある**からです。

たとえば英語を覚えていくときは、最初は前頭前野の左側しか使っていない状態ですが、徐々に左右ともに使えるようになっていきます。

トランプの「神経衰弱」でトレーニングするのもいいと思います（筋トレと同じように、使うことで脳のネットワークも発達していきます）。

若いときは神経衰弱が得意だった人でも、加齢とともにだんだん苦手になっているのではないでしょうか。

神経衰弱を頻繁にやる。それだけでいいんです。お孫さんとやる、夫婦でやる。やり続けていくと、前頭前野を左右使えるようになり、記憶力が高まっていきます。

大切なのは「やり続けて、上達していくこと」です。

できないことができるようになったときに前頭前野の左右両方を使えるようになります。

ちなみに、若い人はもともと脳のパフォーマンスが高いので、前頭前野の左側を使うだけでも十分機能します。ただ、若者でも両方使えればさらにいい状態になります。

第5章

老人脳にならない健康の習慣

よく噛むと、やる気が出てくる

「食べるときは、30回は噛んでから飲み込むように！」

よく言われていることですが、実践するのがなかなか難しいことのひとつかもしれません。

でも、よく噛むことにはさまざまなメリットがあります。「噛むだけ」でこんなに得をするなら、やらないと損ですね。そのくらい「よく噛む」ことには効果があります。

▼よく噛むことの効果

○運動機能や健康機能が向上
○やる気が出る
○記憶力が高まる
○認知症を防げる
○免疫力を高める

これを見てもわかるように、やる気脳、記憶脳、客観・抑制脳などさまざまなタイプの脳の老化を防いでくれます。

この中で特に**注目したいのが「やる気が出る」というところ**です。

咀嚼《そしゃく》はドーパミン神経を活性化するうえで、とても重要な役割を担っています。

ドーパミンは脳の中の「線条体《せんじょうたい》」という場所から出るのですが、咀嚼をすると、線条体が活性化し、ドーパミンがよく出るようになるのです。

ドーパミンは、やる気を高める作用があるので、よく噛む人ほどやる気が出るわけです。

最近やる気が落ちているという人は、食事を「よく噛むメニュー」にするといいと思います。

○パンよりごはん

○脂《あぶら》の多い柔らかい肉より歯ごたえのある赤身肉

○イカやタコなど、噛みごたえのある食材

食事をつくるのがラクだからという理由で、朝食をパンにしている人も多いと思いますが、やる気を高めるという点で見ると、パンよりもごはん。もしパンにするなら柔らかいパンではなく、噛みごたえのあるパンのほうがおすすめです。

ただ、高齢になると歯が悪くなる人も多いですよね。そうなると、どうしても噛みごたえのあるものは食べにくくなります。ただ、**軟らかいものをよく噛まずに食べていると脳の老化が進みます**。

また、歯の影響で噛むことが苦痛になってくると、食事そのものが楽しくなくなってしまうこともあります。噛むのが痛い、噛むのがつらい、そんな状態にさらに加齢により胃腸の状態まで悪化してしまうと、食事はもう苦痛タイムになってしまいます。

脳は苦痛を回避する特性があるので、そうなると食事をできるだけ避ける方向に脳が働きます。

脳がそうならないためにも、工夫が必要です。**なにも硬いものを食べないといけないわけではなく、噛む回数を増やすような食べ方をすればいい**のです。

たとえば、軟らかい食べ物でもできるだけすぐに飲み込まず、よく噛むようにする。あとはグミやガムを日常的に利用するという手もあります。また、食べることを苦痛にしないために、食事にいつもよりちょっと贅沢なものや大好きなお店のメニューを一品だけ取り入れてみる。ちょっとだけ食卓に贅沢を取り入れると、脳はその快感で思ったより食べられるようになるからです。

最後にプチ情報をお伝えします。

「よく噛むことは、よいことだ」という認識は広まりつつありますが、一般的に「30回噛みましょう」などと推奨されることがあります。そのような方法は、脳科学的にはおすすめしません。

なぜなら、「30回噛もう!」が、「30回噛まなくてはいけない」という義務感に発展していく可能性があるからです。そうなると、脳はストレスを感じます。

ですから、**噛む回数を決めずに、いつもより長く噛む工夫をしてみる、**というのが正解なのです。

太りすぎも、やせすぎも、死亡リスクを高める

スーパーエイジャーの特徴のひとつに、「太りすぎている人が少ない」という事実があります。

肥満はもともと健康によくないと言われますが、肥満度が高いと脳の白質《はくしつ》が薄くなり萎縮してしまう傾向にあることがわかっています。肥満レベル４（ＢＭＩ

45・5）の人の脳は、外側が縮んで内側にも空洞ができていて、普通の人と比べて脳が10歳も老化していたそうです（肥満度はBMIという指標で示されますが、25以上が肥満で18・5以下が低体重）。

では、やせたほうがいいかというと、それも正しくありません。なぜなら、**高齢になってからのやせすぎはかえって死亡率を高めてしまう**からです。65歳以上の高齢者1万8727人を調べたリサーチでは、やせている人は女性で129日、男性で212日も寿命が短くなっていることが報告されています。

しかも、日本の高齢者は世界的にもやせている人が多いことが知られています。イギリスやアメリカと比べてもBMIが18・5以下の低体重の人が、約5〜10倍もいるようです。

つまり、欧米に比べて本来もっと長生きできた人たちがより短命になってしまっている残念な事実があるわけです。

日本で35万人に対して行った調査でわかったことは、意外にも太りすぎよりもやせすぎのほうが死亡リスクが高かったことです。ちなみに最も死亡リスクが低かったのは、男性が「肥満度１」（ＢＭＩ25〜26・9）、女性は「標準だが肥満に近いレベル」（ＢＭＩ23〜24・9）でした。

そういった意味で、若いときはやせるのもいいですが、**60歳以上になったら、太りすぎでもやせすぎでもない、やや小太り気味が脳にも体にも一番よい状態と言えます。**

肉好きな人はなぜ長生きするのか

60代、70代の人と会食に行くときの話です。「何か食べたいものはありますか？」と聞くと、多くの人が「なんでもいいです」と答えます。もちろん遠慮したり、気を遣ったりしてもらっている部分もあるとは思いますが、「なんでもいいです」のあとにこんな言葉がよく続きます。

「最近、食べたいものが出てこないんですよね……」

P54で加齢と欲の関係性について書きましたが、食欲も生理的欲求のひとつなので、年齢とともに「減ってくる欲」に入ります。

一方で**スーパーエイジャーには、食欲旺盛で肉が大好きという人が多くいます。**世界一の長寿者になったことのある北川みなさん（没年115歳）は100歳になるまで農家で働き、牛肉が大好きだったそうです。同じくスーパーエイジャーの中地シゲヨさん（没年115歳）も焼き肉、唐揚げが大好き。男性では中願寺雄吉さん（没年114歳）も1日3食は欠かさず、牛肉とかしわ飯（とりの炊き込みご飯）が好物だったそうです。ほかにも肉好きのスーパーエイジャーはたくさんいます。

そもそも、肉が好きだからスーパーエイジャーになれたのか？　スーパーエイジャーだから肉が好きなままでいられるのか？　どちらなのかも気になるところですよね。

その答えは、世界中のいろいろなリサーチを総合すると、「両方ある」が正解です。

まず、これを考える上で大切なことは、**100歳を超えるスーパーエイジャーは、牛肉や乳製品などの動物性タンパク質をほとんど毎日とる人が、なんと約60%もいる**という事実です。

男性で世界最高齢歴代1位の記録（116歳）を達成した木村次郎右衛門さんは、毎朝ヨーグルトを食べていました。また、3位のエミリアーノ・メルカド・デル・トロさん（没年115歳）も牛乳とタラが大好物だったそうです。

また、**牛乳を飲む人はあまり飲まない人に比べて、10年後の生存率が高くなる**というデータもあります。

牛乳や肉などの動物性タンパク質の中には、やる気ホルモンであるドーパミンの原料、チロシンというアミノ酸が含まれています。

　また、リラックスホルモンのセロトニンを生み出すトリプトファンというアミノ酸も含まれています。肉や乳製品などのタンパク質から必要なアミノ酸を取り込めなくなってしまうと、脳内物質をつくることができなくなり、認知機能の低下を引き起こし、老人脳が加速してしまうリスクがあるのです。

　また、**動物性タンパク質は、筋肉をつくる原料にもなるため、フレイル（健康な状態と介護が必要な状態の中間の状態）を防ぐ効果もあります**。また、筋肉を維持するためにも、動物性タンパク質が豊富に含まれる「肉・魚・卵」を、バランスよく定期的に食べることが最も効果的という報告もあります。

　イタリア最高齢のエンマ・モラーノさん（没年117歳）は、長寿の秘訣は1日3個の卵を食べることだったそうです。100歳超えの長寿者が多く住むヨーロッパのジョージアの村の食事でも、毎日どんぶり一杯のヨーグルトを食べています。

高齢になると動物性タンパク質が脳にとっても体にとっても必要となることが、最新の研究でわかってきています。

ちなみに、野菜が体にいいからと野菜しか食べないのは、脳にはよくありません。

オックスフォード大学の研究では、ベジタリアンは脳卒中のリスクが高まることがわかっています。またほかの研究でも、61歳～87歳の107人に対して記憶テストや身体機能のチェック、脳のスキャンなどを行い、その5年後に同様のテストを行った結果、**ビタミンBが不足している人には脳が萎縮する傾向が見られ**

たとのこと。これは肉や魚、卵に含まれるビタミンB_{12}の欠乏によるものとみられています。この結果を見ても、スーパーエイジャーに肉好きが多いということの理由がわかります。

「いつまでも食欲旺盛」は、老人脳を遠ざける

第2章でもふれた通り、食欲がある高齢者は長生きの傾向があることが明らかになっています。また別の研究でも、高齢者を食が細い人、普通の人、食欲が旺盛な人に分けて解析した結果、**食が細い人は食欲が旺盛な人に比べて死亡率が2**

倍以上高いことがわかりました。

咀《そ》嚼《しゃく》力の低下や薬の副作用、孤独感や抑圧など心理的な要因、家族などの環境要因も食欲に悪影響を及ぼしますが、それらの要因を差し引いた後も死亡率は1・5倍高かったのです。また食欲が旺盛な人は食が細い人に比べて、肉、魚、卵、野菜、果物の摂取量が多く、ビタミンB_1、ナイアシン、鉄、リンなどの栄養素の摂取量も多く、吸収率もよいことがわかっています。

肉や魚が食べたくなくなる、または肉や魚を食べられなくなるという人は、老人脳のリスクが上がります。肉には老人脳の予防に必要な栄養素がしっかり入っているからです。

老人脳を防ぐ７つのスーパー栄養素

老人脳を防ぐには、食生活が重要です。先ほど「噛む」意義や、動物性タンパク質の必要性について書きましたが、それ以外にも食材に含まれる栄養素が老人脳と密接に関係しています。栄養素に関してはさまざまな情報が氾濫《はんらん》していて、どれがいいのかよくわからなくなっている人もいるかもしれません。

ＥＰＡやＤＨＡを含む青魚やビタミンＢ群、チロシンなどのタンパク質に含まれる各種アミノ酸が脳にいい栄養素とよく言われています。

どの栄養素がいいのかを選ぶうえで、私が**特に注目しているのが若返り遺伝子**

として有名なサーチュイン遺伝子です。これもP84で紹介した「休め遺伝子」と同様に長寿遺伝子のひとつで、2000年に発見された新しい遺伝子です。この若返り遺伝子が活性化すると、神経の衰えがゆるやかになる、心筋の保護をする、シミやシワが改善される、難聴・視力低下が回復する、炎症や免疫が改善される、肝臓の代謝が改善される、インスリンの分泌を促すなど、**老化を穏やかにすることで寿命が延びることが科学的に証明されています**。

これまでサーチュイン遺伝子は、食事を制限したり、食べないことで活性化することが広く知られてきました。ですので、若返るために食事制限に走ってしまう人もいるようです。ただ若いときはそれでよいかもしれないのですが、前述した通り、高齢者が過度に食事制限をしてしまうと、やせることで筋肉が落ちて死亡率が高まってしまいます。そのため最近では、食べることで若返り遺伝子を活性化できる方法が世界的にも注目されています。**食事をとりながら若返り遺伝子を活性化することが高齢者にとっては老人脳を防ぐ効率的な方法**なのです。

✓ 若返り遺伝子を活性化させる栄養素とは

サーチュイン遺伝子を活性化させる栄養素が７つあります。

これらの７つの栄養素は、どれも単体で効果があるという研究結果が出たものなので、すべてをとらないといけないわけではありません。

この７つの栄養素を食生活やサプリメントなどでうまく取り入れていくことで若返り遺伝子を活性化させ、老化を予防します。

▼ナイアシン

かなり強くサーチュイン遺伝子を活性化させる栄養素です。いま健康食品の業界でも関心が集まっているもので、**特にかつお節に多く含まれています**。かつおそのものにも含まれますが、かつお節のほうが含有量が多くなります。ほかにはマイタケ、たらこなどにも含まれます。たらこは生にも含まれていますが、焼くとさらに含有量が多くなります。

▼エラグ酸

ポリフェノールの一種でイチゴやブラックベリーに含まれます。ブルーベリーにも含まれますが、ブルーベリーに比べブラックベリーは300倍ほどの含有量になります。ほかにクランベリーやザクロにも含まれ、美白効果もあります。

レスベラトロール

ワインなどに含まれる**ポリフェノールの一種**です。ただ、サーチュイン遺伝子を活性化させるには毎日10ℓの赤ワインを飲まないといけないので、量が非現実的です（もし飲んだとしてもアルコールの摂取しすぎになるのでほかの問題も起きます）。ほかの食材にも含まれますが、ピーナッツ（22kg食べる）、ココア（13kg飲む）と現実的に食べるには無理があるので、**摂るならばサプリメント**になります。

プテロスチルベン

ブルーベリー、オメガ3系の油、青魚、マグロのトロなどに含まれます。これもかなりの量が必要なので、食材だけから摂るのは現実的ではありません。現在はサプリメントなども販売されています。

▼EPA、DHA

すでに一般化されていますが、**サバやアジなどの青魚に多く含まれていて、頭がよくなる脂《あぶら》と言われています。**EPA、DHAは若返り遺伝子を活性化することがわかっています。

1日に5gの摂取が必要です。マグロのトロであれば寿司1カンで3・2g摂れるので、2カン食べれば大丈夫です。青魚であればサンマ1日3尾、サバを3切れ（1切れ100g）ほど食べるイメージです。

ほかには**オメガ3系の油、ブリ、ウナギ、あん肝など**にもかなりの量が含まれています。大ブームになったサバの水煮缶もいいですね。

EPA、DHAは魚に豊富に含まれていますが、一方でほかの食材にはほとんど含まれていません。

たとえば、野菜には全く含まれていませんし、肉類、乳製品にはある程度含まれているのですが、魚と比較するとけた違いに少ないのです。**「老化を遅らせたければ魚も食べなさい」この言葉を覚えておいてください**。

特にマグロをはじめ、サバ、サンマ、ブリなどもその脂身部分に多くEPA・DHAが含まれるので、旬の脂ののったものを食べるとより効果が期待できます。

ただ、マグロなどの大型の魚には食物連鎖の影響で水銀が多く含まれているので、食べ過ぎには注意が必要です。

▼ビタミンC

1日1g、ビタミンCを摂取すると若返り遺伝子が活性化することがわかっています。

ビタミンCの摂取でおすすめしたいのはアセロラです。**アセロラはビタミンCの含有量がかなり多い果物**です。ゆずもビタミンCを含みますが、アセロラはその10倍以上です。

▼ビタミンD

ビタミンDには、**キノコ類に含まれるビタミンD$_2$と、あん肝、しらす干し、イクラ、ウナギなど、魚介類の脂の中に多く含まれるビタミンD$_3$**があります。基本的に野菜には含まれていません。

若返り遺伝子を活性化させるためには、ビタミンD$_3$を1日286マイクログラム摂る必要があります。これは実践するには非現実的な量です。また、上限も1日100マイクログラムとなっていて、過剰摂取すると組織へのカルシウム沈着、腎障害などが起きるため危険です。

ただし、ビタミンDは骨粗鬆症《こっそしょうしょう》を防ぐ効果があり、免疫を活性化してガンのリスクを下げ、神経系への作用も報告されているので、摂取することは大切です。

ビタミンD不足は転倒のリスクを高めることも示されています。

✓ 太陽の力でビタミンDをつくる

ビタミンDを供給するには日光を浴びるのがいいとよく言われていますが、これは本当にいい方法です。皮膚にはもともとビタミンDの前駆体といって、ビタミンDになる前の物質があります。日光にあたるとそれがビタミンD_3に変換されます。つまり、食べ物だけでなく、皮膚でもビタミンDを合成することができるのです。

紫外線を浴びすぎると日焼けやシミになるのでは？　と心配になる人もいるか

10μg《マイクログラム》のビタミンD生成に必要な時間

	7月（夏）			12月（冬）		
	9時	12時	15時	9時	12時	15時
札幌	14分	8分	24分	ー	139分	ー
つくば	11分	6分	18分	ー	41分	ー
那覇	16分	5分	10分	142分	14分	31分

もしれませんが、実は朗報があります。**効果的に日光を浴びられる時間が地域によってそれぞれある**のです。たとえば、北海道札幌市では、7月ならば午前9時台に14分間日光を浴びれば1日に必要なビタミンDが皮膚でつくられます。

季節や時間帯、住んでいる地域によって日照量が変わるため、日を浴びる時間も変わってきます。たとえば、茨城県つくば市では、日を浴びる時間は、7月のお昼12時だと6分間で十分ですが、12月になると41分間必要となります。札幌市では12月の正午で139分間となります。12月の午前中は紫外線のリスクはほとんどないのです。

すが、その代わりビタミンDが十分につくられないので、お昼に日を浴びるといいでしょう。特に冬はビタミンDが不足する傾向にあるため、日光だけでなく食べ物からも積極的に摂ることがおすすめです。

耳が悪くなるのは脳のキケン信号

ここまで老人脳に関していろいろ解説をしてきましたが、「この器官が悪くなると脳の老化がかなり進む」という、最も気にしないといけない器官があります。

それが「耳」です。

一見、耳と脳の関連性はそんなに高くないように思えますが、実は密接に関わっていて、**老人脳のリスクナンバーワンは耳が悪くなること**なのです。

なぜ耳が悪くなるとそんなにキケンなのか？　その理由は、私たちは聴覚を通してたくさんの刺激を常に受けているからです。起きているときも寝ているときも、耳からたくさんの音声刺激が脳に入ってきます。これが脳への刺激となって老化を防ぐのです。また、失われた聴覚を視覚や触覚が補おうとすることで、認知機能も落ちやすくなると言われています。

世界保健機関（ＷＨＯ）は２０１９年に世界の若者の半数（11億人）が将来難聴になる危険性を警告しています。実際に日本の研究でも、１万人をリサーチしたところ、４０００ヘルツに相当する、ちょうど老人性難聴で聞こえにくい高い音が40代以下の男女でも聞こえにくくなっていると報告しています。

特に最近では20代の女性の聴力低下が深刻で、40歳くらいの聴力になっている人が多いそうです。**対策としては若いときから、電車などの騒音のある場所では大音量でイヤフォンを使用しないこと**。もしイヤフォンなどを使う場合は、余計な音が聞こえず音楽などだけに集中できるノイズキャンセリングという機能のあるイヤフォンをおすすめします。これだと普段聴いている音量で聴けるため、難聴のリスクを下げることが報告されています。

日本人の65歳以上で難聴になっている人（老人性難聴）は約１５００万人いると言われています。**65歳以上の人口が３６２５万人なので、40％以上の人が難聴になっているわけです**。

老人性難聴の特徴は、

(1) 高い音から聞こえなくなる

(2) 男性のほうが聞こえなくなる率が高い

(3) 片耳ではなく両耳ともなる

(4) 50〜55歳まではなだらかで、56歳以降は急速に低下する

この4つが特徴ですが、70歳を超すと聴力の悪化は鈍化する人が多いそうです。高い音とは「小鳥のさえずり」や「子どもや女性の高い声」「飛行機のキーンという高音」などです。また、騒がしい場所での言葉の聞き取りや玄関の呼び鈴の音、電話で話すのも難しくなっていきます。

なぜ高い音ほど聞こえなくなるのか？　理由は、音が脳に伝わるプロセスにあります。耳の外耳から内耳に届いた音の振動は、蝸牛《かぎゅう》という場所の中にある有毛細胞によって電気信号に変換されて、脳に伝わります。脳に伝わって初めて私たちは音として認知できるのです。

蝸牛《かぎゅう》の有毛細胞は、その入口に近いほど高周波（高い音）を処理し、奥に行けば行くほど低周波（低い音）を処理します。大きな音などに長年さらされていると、入口の有毛細胞がダメージを受けるため、高い音から聞こえにくくなってしまうのです。

老人性難聴への対策は、まず「大きな音を聞かない」ことです。それと、血管がつまると難聴のリスクが高まりますので「糖尿病や動脈硬化を予防する」ことも大切です。

また、聞こえにくくなっている場合は我慢せずに、早めに補聴器をつけることもひとつの選択です。補聴器をつけると、認知力が難聴になる前の元の状態に回復するという報告もあります。


一度衰えた聴覚を取り戻すことは難しいですが、もし聴覚が衰えたとしても、聴覚以外の刺激、たとえば体感覚や嗅覚、視覚、新しい体験などがあれば、老人脳を防ぐことができる可能性はあります。「聴覚が衰えたからスーパーエイジャーにはなれない」ということではありません。

私の祖母は50代から耳が聞こえづらくなり、60代では電話もできないほど、ほとんど聞こえない状態でした。90歳でこの世を去りましたが、最後までとても前向きで元気な人でした。祖母が大好きだったこと、それは踊りの教室に通うこと、俳句を詠《よ》むこと、そして手紙を書くことでした。

私が大学で東京に上京したときも、毎月手紙で励ましてくれました。後述しますが、手書きで文章を書くことは脳の認知機能を著しく高めます。

つまり、聴覚が衰えたとしても、ほかの刺激を最大限活用し、できる限り脳の元気を手にできるのです。

✓ 認知症の最大の危険因子は「聴力低下」

難聴が認知症の危険因子になると話しましたが、２０２０年の国際アルツハイマー病協会国際会議で認知症には12の危険因子が報告されています。

この中でもっとも高い危険因子が難聴です。認知症は生活習慣を工夫すれば40％防ぐことができるのですが、そのうち難聴が関与する割合は８％もあります。

次が教育歴で7％を占めています。小さい頃の教育歴だけでなく高齢まで影響するので、大人になってからでも十分防ぐことができます。

スーパーエイジャーには新聞を読んだり、ニュースを見たり、読書や社会の情勢を知ることが好きな人が多いのですが、そういった習慣も脳に影響を与えていると思います。

次に危険因子として高いのが、喫煙とうつ、社会的孤立です。意外なのは、過剰な飲酒は因子の1％しかないことです。まだ認知症の研究は発展途上で、この因子は今後も増えることが予想できます。今後は第1章で紹介した睡眠習慣なども入ってくるかもしれません。

第6章

老人脳にならない生活習慣

何もしていない時間に、実は脳は活性化している

「毎日たくさんの予定を入れて、忙しくする。充実感もあるし脳にもいいので、いくつになってもその生活をキープしていきたい」

もしあなたがそう思っていたら、少し待ってください。この考え方、脳にとってよくない部分もあります。

スーパーエイジャーの生活習慣で多くの人に共通していることのひとつに「リラックスする時間がある」ことが挙げられます。

「ボーッとしている時間があると脳は働かなくなるんじゃないの？」と思うかも

しれませんが、実はそれは半分正解で、半分間違いです。

ここでいうリラックス時間とは、好きなことをする、お酒を楽しむ、仕事とは関係ない趣味をする、ボーッと空を見たり、風呂につかったり、好きな音楽にひたったり、カフェでゆっくり本や新聞を読むなどの時間で、**大切なのは「心がゆったりしていて、難しいことを考えていない状態」**を指します。

要は、「休息していると自分が認識している時間」ですね。

こういう時間をしっかりとることがなぜ必要か、そこには明確な理由があります。

それは、ストレスが脳にダメージを与えるからです。ストレスレベルが高いと、認知症のリスクが上がることが、最新の研究で結論づけられました。

リラックスできる時間は、脳のストレスを下げる効果があります。たとえば体の調子が悪いとき、面白いテレビや動画を見たり、音楽を聴いたりすると、気分がラクになって体調がよくなったように感じた経験はないでしょうか？　専門用語では「打ち消し効果」と言って、私たちはマイナスな状態になったとしても、プラスのものに触れることで、ストレスが相殺されるのです。

リラックスする時間の中で、**何もしていない時間に、実は脳が最も活性化している**ことがわかっています。これを「デフォルトモードネットワーク」と言います。デフォルトは英語で「何もしないこと・怠慢」などの意味です。何もしない状態（モード）の脳がネットワークが一番活性化しているという意味の用語です。

何もしないときは、脳も何もしていない状態と思うかもしれませんが、全くそんなことはありません。

むしろ逆で、運動をしているときよりも、計算しているときよりも、活性化しています。しかも特定の部分だけではなく、脳全体が活性化しているのです。**たとえば、入浴してボーッとしたり、カフェで何もせず時の流れに身を任せているとき。その瞬間、脳はこれまでの情報を統合しています。要はごちゃごちゃした状態を整理しているのです。**

インプットした情報を整理し、自分のものにしていくためには、休息の時間も必要なのです。

睡眠中に脳はすごい働きをしているという話を聞いたことがありませんか？これも同じことです。睡眠不足は脳にとっても大敵ですし、若い頃にテストの一夜漬けをしても全く身についていなかったというのも、同じ原理です。

いくら忙しくても、リラックスする時間、休む時間を設けることは脳に必要なことなのです。その時間をつくることで、認知機能が上がります。

ただ、ここは**バランスが必要です**。

ずっとリラックスしたまま、休息したままだとインプットされるものがないので、デフォルトモードネットワークは起きません。認知機能も上がりません。

ですから、毎日やることをちゃんとつくり、その間にリラックス時間をつくる。そのバランスが大切なのです。

趣味が多い人は認知症になりにくい

65歳以上の人の約3割は「趣味の数がゼロ」だそうです。仕事や子育てに奔走していた頃はなかなか趣味の時間をとるのが難しかったという人もいると思いますが、65歳以上になったら趣味を持つことをおすすめします。

趣味は人生を楽しむ要素というだけでなく、「認知症の予防効果」もあるからです。実は、趣味の数が多い人ほど認知症を発症しにくいというデータがあるのです。

男性の場合は、趣味が５つ以上ある人は認知症発症が一番少なく、女性の場合は趣味が４つの人が一番発症が少なくなっています。

趣味が多いと認知症になりにくい理由は、楽しいことに打ち込んでいると「打ち消し」効果でストレスが解消されるからです。ストレスは認知症やうつのリスクを高めることがわかっていますが、趣味に打ち込む人はストレスを感じにくいため、脳が老化しにくいのです。

ある調査によると、**生きがいを感じるトップ3は、「趣味に熱中しているとき」「子どもや家族、友人と接しているとき」「美味しいものを食べているとき」**だそうです。趣味に打ち込んでいる時間に生きがいを感じる人は世界的にも多く、そのことが脳の認知機能にいい影響を及ぼしています。

また、**趣味はひとつよりも2つ3つと数が多い人のほうが認知症の発症が少ない**のは、「快感を感じる回数が多いほどストレスが解消される」「社会との接点を趣味でつくっている」「新しいことに挑戦している」などの理由があると考えられます。

周りを見回してみてください。趣味が多い人って、いきいきしている印象がないですか？　一方で、無趣味の人はどうでしょうか。スーパーエイジャーも趣味が多い人ばかりです。

「長生きしたけりゃ、趣味をたくさん持つ」これも、脳を元気に保つ秘訣です。

やりたくなる趣味の見つけ方

「趣味がたくさんあるほうがいいとわかっていても、無理して趣味をつくったところで楽しくもなんともない」そう感じる人もいると思います。確かに嫌なことを無理してやることは脳にとってもマイナスです。

ここでは「やりたくなる趣味を見つける方法」を紹介します。

何かやってみようと思うのはどんなときでしょうか？

テレビで見て、楽しそうと思った。知人に誘われてやってみたら楽しかった。最近流行っているのでやってみた。そんなきっかけが多いんじゃないでしょうか。

もちろん、それでもいいのですが、そうするとたまたま接点があったことの中から趣味を見つけることになります。でも、**もしかしたら、接点はないけれどあなたに最適の趣味というのがあるかもしれません**。

私がおすすめする趣味の見つけ方は、趣味全体を俯瞰《ふかん》して、感情が動いたものを見つけてもらうという方法です。

趣味を見つけるときに大切なのは「心がフフッと喜ぶこと」を選ぶことです。小さな感情の動きの中に自分に合った趣味が隠されているからです。

具体的な方法は、この順番に進めてください。

1. P191にある「心がフフッと喜ぶ21分野」をチェックする。
2. その中から心が動くものを探す。
3. 心が動いたものをすべて手帳などに書き出す。
4. 「自然系」で「山」に心が動いた場合、山に登る、山の写真を見る、登山グッズの店に行ってみる、百名山を調べてみるなど、いろいろ思い浮かぶことがあります。それをすべて手帳などに書き出してみます。
5. 書き出したことの中から自分がやってみたいと思う順に番号をつけて

いく。

6. 番号の若い順に行動に移していく。

こうすることで、趣味になる可能性のある領域を俯瞰することができます。あとは実際にやってみて、本当に合うかどうかを判断していくと、自分の趣味が決まっていきます。

次に挙げるリストの中にないものでも、あなたが思い浮かんだものがあれば自由に手帳やノートに書き込んでいってください。

心がフフッと喜ぶ 21分野

1 自然系
山／海／水／花／植物
動物／景色／風／土
火／宇宙

2 運動系
スポーツ／ダンス
ストレッチ／球技
アウトドア／ゴルフ

3 音楽系
クラシック／POP
ジャズ／鼻歌
作曲／演奏

4 言葉系
会話／子ども
語学／本／手紙
ラジオ／文学

5 鑑賞系
芸術／コンサート
映画／番組／演劇
博物館／世界遺産
鳥・魚

6 美容系
ファッション／髪型
おしゃれ／ネイル
マッサージ

7 文化系
歴史／伝統
職人技／お寺・神社

8
空間系

ホテル／ラウンジ
公園／温泉／旅館
ビーチ／庭園
インテリア

9
刺激系

遊園地／スキー
高所／スピード
マリンスポーツ／辛《から》い
宝くじ

10
芸能系

アイドル／セレブ
有名人／アーティスト
俳優

11
飲食系

レストラン／カフェ
飲み物／お酒
スイーツ／お菓子

12
創作系

料理／手芸／工作
家具／小物／写真
アクセサリー／動画

13
移動系

自動車／バイク
電車／飛行機／船
サイクリング／乗馬

14
内面系

日記／瞑想／ヨガ
内観／深呼吸／占い
パワースポット

15
海外系
商品／映像
音楽／旅行
サービス

16
アロマ系
森／果物／花
香水／ルーム
料理／自然

17
家族・人系
家族／子ども
友人／近隣
地域活動

18
所有系
時計／文房具／家電
食器／テーブル
マンション

19
感触系
ふわふわ／モコモコ
ツルツル／しっとり
土／粘土

20
遊具系
カード／ボール／将棋
オセロ／スマホ／ゲーム
SNS／思考系

21
貢献系
考える／学ぶ
育てる／つなげる
ボランティア

60歳からは犬を飼ったほうがいい理由

話し相手がいないのは、60歳を超えたらリスクになります。なぜなら、孤独感は認知症の発症に大きく関わっていて、脳の老化を進行させるからです。

と言っても、一人暮らしをしていたり、夫婦関係が冷え切ってしまっていると、なかなか日常の中で人とのつながりを感じるのは難しいかもしれません。そんなときは、ロボットに話しかけるだけでもOKです。

でも、ロボットよりもさらに効果が高いのが、ペットなどの動物に話しかけることです。**温かいものに話しかけるほうがロボットよりも幸福度を高く感じるの**です。

ペットを飼うと孤独感が減ったり、動物に話しかけることで幸福ホルモン・オキシトシンが出ることがわかっています。また、**動物と一緒にいると血圧が下がったり、認知機能の低下を防いでくれるので、孤独感だけでなく老人脳そのものを予防してくれる効果も期待できます**。

中でも特に、私たちに恩恵をもたらしてくれるのが、犬です。最新の研究で、**犬を飼うと認知症のリスクが減り、さらに介護リスクや死亡リスクまで減ることがわかっています**（ちなみにこの効果は猫を飼っている人には見られなかったそうです）。

ほかにも犬の世話をすることは高度な脳の機能を使うので、認知機能の向上につながります。ただし、犬を飼っていても世話をしない人には認知機能への効果はありませんでした。ほかにも犬ならではのメリットがあります。

それは、犬の散歩です。散歩が自動的に運動をする習慣をつくってくれるのです。外に出て日光を浴びる量が増えればセロトニンが出やすくなり、さらにメラトニンの分泌も増えるため、睡眠の質も高まりやすくなります（睡眠の話はP37で解説しています）。

犬の散歩は、人とのつながりを生みやすいのも利点です。**人は共通点がある人に親近感を抱きやすい**ので、犬という共通の存在がいることで、話しかけられたり挨拶したりと飼い主同士のつながりが生まれやすくなります。

ブルターニュ大学の面白い実験があって、240名の通りすがりの女性に男性から声をかけて電話番号を教えてもらうのですが、普通に声をかけると9％だった成功率が、犬を連れているとなんと成功率が28％と約3倍にも跳ね上がりました。昔から「犬を飼っているとモテる」という話がありますが、実験結果からも人間関係を円滑にする効果があることがわかっているのです。男性だけでなく女性が連れていても、話しかけられる頻度が上がるので、コミュケーションが苦手な人は特におすすめします。

また、犬を飼う効果が最もあったのが、一人暮らしの高齢者です。死亡リスクが33％も減ったそうです。犬を介してコミュニケーションを実現するのが、犬を飼ういい部分のひとつなのです。

脳が老化しにくい室温は何度か？

脳年齢と部屋の温度が関係していると聞いて、驚く人もいるかもしれません。

部屋が寒いと老人脳のリスクが高まります。寒いと血管が縮み、血圧が上がってしまうからです。高血圧は認知症のリスク因子なので、血圧を下げることは老人脳を防ぐために大切なことです。

慶應義塾大学の伊香賀俊治先生の研究によると、**冬場の居間の室温が低い家と、それよりも5度暖かい家を比べた結果、暖かい家に暮らす人のほうが脳年齢が10歳も若かったそうです**。

当然ながら、認知症のリスクも軽減されていると思います。

WHO（世界保健機関）は**冬場の住宅の室温を「18度以上に」ということを強く勧告**していますし、高齢者や子どもがいる家は、さらに高い温度が推奨されています。

実際の冬場の室温はどのくらいの家が多いのか。日本の住宅を2000戸調査したところ、居間で6割、寝室や脱衣所ではなんと9割の家が18度に達していなかったそうです。実際は、居間で16度、廊下や脱衣所は約12度だったそうです。確かに木の家が多い日本では、冬場はかなり温度は下がりますし、居間はともかく、廊下や脱衣所までは暖房器具がない家も多いでしょう。

ただ、脳の老化を防ぎ、血管への負担を減らすためにも、室温対策はぜひ行ってください。

イギリスでは「家の寒さと死亡率の関係」が長年調査されていて、その結果を「住宅の健康・安全性評価システム」として公表しているのですが、その調査によると「16度以下になると、呼吸系疾患に影響が出る」「12度以下になると、高血圧や心血管リスクが高まる」とされています。

「18度以上」、この室温を冬場はぜひ守ってください。

室温・湿度で作業効率も変わる

部屋の温度が集中力や作業効率に影響することもわかっています。寒かったり、暑かったりすると、やはり効率は落ちるのですね。脳の状態にも大きく影響します。

アメリカの実験でこんなものがあります。フロリダにある保険会社で、主にパソコン作業をしている女性を対象に、室温と作業の効率を調べる実験が行われました。

フロリダは避暑地としても有名ですが、年間通して暖かい場所です。オフィスでは冷房がついていることが多いのですが、**室温が20度のときよりも25度のときのほうが、圧倒的に作業効率が上がった**そうです。

タイピングミスが44％減少

タイプする文字量が１５０％増加

すごい違いです。室温を変えただけでこんなに違うなら、1年通したらどれだけ差が出ることでしょうか。

ちなみに、寒いだけでなく、室温が高くなりすぎるのもNGです。室温が25度を超えると、1度上がるごとにパフォーマンスが2％低下したそうです。

ヘルシンキ工業大学の研究では、オフィスワークをする人を対象にリサーチした結果、22度が最も作業効率が上がる温度だったそうです。

また、湿度も大切です。**湿度が35％以下になると乾燥でまばたきの回数が増えるため作業効率が下がったり、70％以上だと疲れを感じやすくなることも指摘されています。**私もいまでは湿度管理ができる空気清浄機をリビングに置いているのですが、部屋が快適だと集中とリラックスの状態が生み出されやすくなるため、同じ時間でも多くの仕事がこなせるようになり、目も疲れにくく仕事がはかどるようになりました。

集中力が落ちてきたという自覚がある人は、部屋の温度と湿度に注意を向けてみてください。

また、子どもの勉強効率も同様に上がります。子どもや孫が勉強に集中できる室温や湿度を、ぜひ設定してあげてください。

65歳からのスマホとの付き合い方

スマホの普及率は、70代でもすでに60％を超えています（２０２３年調べ）。

スマホと関わる時間は生活の中でどんどん増えているのですが、使い方を間違えると、脳にとってマイナス効果になることもあります。

ここでは、プラス面とマイナス面を考えながら、脳にマイナスにならないスマホとの付き合い方を紹介します。

まずはプラスの面ですが、一番は最新のテクノロジーに触れて新しいことをやってみることは、脳を活性化させる最高の方法のひとつです。また**パソコンの**

趣味がある人は認知症になりにくいというデータもあります。インターネットで検索したり、パソコン上で写真を整理することは認知機能を高める効果があるのです。

また、SNSを利用すると世代や男女間を超えてつながれるため、知り合いができやすくなったり、つながりを感じやすくなったりするメリットもあります。

ただ、気をつけたいのは、何事もやり過ぎると害があるということです。たとえばスマホを片時も離せなくなるようだと、やはりいろいろマイナス面が出てきます。

マイナス面のひとつが「通知」です。SNSやネットニュース、LINEなど、さまざまな通知がしょっちゅう来ますよね。通知が気になり、意識が散漫になったり、人と話しているときでも話に集中できなくなったりすることは、スマホを持っている人なら誰でも経験しているのではないでしょうか。こういうことは、実はストレスになっているのです。自律神経のバランスが崩れる原因にもなり、リラックスできずに体内で炎症を起こしやすくなる可能性もあります。「通知」の設定はやめたほうがいいですし、特に睡眠中や休息中は音が出ないようにしておくことをおすすめします。

ほかにも「脳の短絡化」が起きる可能性があります。情報がなんでもすぐにスマホで入手できることで答えがすぐにわかってしまい、試行錯誤をすることが少なくなってしまいます。**試行錯誤することは、脳を活性化していることとイコールです**。ストレスがかかりすぎる試行錯誤はマイナスですが、健全な試行錯誤とでも言うのでしょうか、そういったことは脳の働きを高めます。逆にすぐ答えがわかってしまうと脳はラクをして、働かなくなるのですね。脳には怠けグセがあるからです。ですから、すぐになんでも調べられるのはいい面もありますが、マイナス面もあるのです。

たとえば、漢字を書こうとしたときに思い出せないことがあります。これはメールなどで文章を書いていると、勝手に漢字に変換されてしまうため、思い出すというプロセスが省略されてしまうことで起きています。脳には負荷がかからないので、脳を使わない状態になっていて、脳の老化が進むのです。

また、寝る前にスマホを見ると睡眠の質が下がることもわかっています。睡眠は脳と密接に結びついていて、睡眠の質が悪いと認知症のリスクが大きく上がることはこれまで何度も伝えてきた通りです。

スマホの普及によって、人が1日に得る情報量は加速度的に増えています。これは別の見方をすれば「いらない情報に翻弄《ほんろう》されている」とも言えます。イメージしてみてください。**あなたが昨日得たさまざまな情報の中で、きょうになっても覚えているものはどれくらいありますか？**　さらには、覚えている中で自分にとって有益とハッキリ言える情報がどれくらいありましたか？

実は、ほとんどの情報は不要だったということが、イメージするとわかるのではないでしょうか。

ですから、**寝るとき以外でも、「スマホ断ち」する時間を設定してみてください。**目につくと、ついつい見たくなるので、家のどこかの引き出しに一時的にしまってしまうのは有効です。**人の脳は面白くて、ひと手間を加えるとやらなくなりやすいのです。**

たとえば、机の上にお菓子があるとついつい食べすぎてしまうので、ダイエットをしたければ、どこか見えないところにしまっておく。それだけで、衝動的に食べてしまうという行為が起きにくくなります。

「プライミング効果」をご存じでしょうか。先に何か刺激を受けると、あとの行動にその影響が出てくるというものです。つまり、お菓子を見てしまうと、あとでお菓子を食べたくなる。スマホを見てしまうと、スマホを見たくなる。見たものがそのあとの行動に影響を与えているのですね。

65歳を過ぎたらどんどんデジタルツールを活用したほうがいい理由

老人脳になりやすい人の特徴にひとつに「新しいことに挑戦しない」ということがあります（ここまでに何度か紹介してきました）。

慣れたことならいいけれど、新しいことにトライするのは面倒で、不安。自分にはできないと勝手に決めつけている。でも、それでは脳の老化が進みます。

小さなことでいいので、新しいことにトライしてみてください。

スマホとの付き合い方は先ほど解説しましたが、**X（Twitter）やInstagram、Facebookなどの SNSは、高齢者ほどやったほうがいい**と私は思っています。

認知機能を上げる「脳活効果」をかなり期待できるからです。言ってみれば「脳活ＳＮＳ」という感じです（もちろん、適度な付き合い方が大事です）。**私たちは、つながりと自分の時間、この２つを持つことが大切です**。特に高齢になって、外に出て人と会うことが少なくなった人は、人とのコミュニケーションをとるツールとしてＳＮＳを活用することをおすすめします。

「自分にはＳＮＳはハードルが高い」と感じる人は、まずは、インターネットで、好きな食べ物やお店、商品、アーティストや音楽、ニュースなどを検索するだけでも大丈夫です。私たちの脳は、複数の中から選択するとドーパミンが出ることがわかっています。好きな記事やサイトをクリックして選択するだけで、脳が活性化します。

たとえば、見たい映画があった場合、インターネットで「映画名」を入れてみましょう。すると、映画の詳しい情報や映像、主演の人のインタビューなども掲載されていて、映画がもっと楽しくなったり、意外な情報などもあって、脳が更に活性化しやすくなります。

その他、「全国のお菓子」「地方の郷土料理」などもインターネットで検索して、購入することができます。その土地のものを食べるだけで、五感が刺激されて更なる脳の活性化につながっていくでしょう。

SNSだけでなく、認知機能を上げるためにデジタルツールを積極的に活用してほしいので、その方法を紹介します。

たとえば、**旅行に行くことが難しい場合は、Google Earthなどを使ったバーチャル旅行をしてみましょう**。実際に旅行に行くのではなく、バーチャルで効果があるのかと思うかもしれませんが、脳の活性化という側面でみると、バーチャルでも十分効果があります。

脳は「イメージしたこと」と「現実」をあまり区別できません。味覚と嗅覚はどうにか区別できますが、それ以外のものは、現実ではなくバーチャルなものであっても、同じ反応をするのです。

ですから、もし実体験が難しかったら、バーチャルな体験をするのでもいいですし、インターネットを活用するのもいいのです。

実際にインターネットが高齢者の脳を活性化するという研究データも出ていますし、インターネットで検索することは知力を押し上げるとも言われています。

デジタル機器は、脳にさまざまな刺激をもたらすツールです。ぜひ日常生活に取り入れてみてください。

ただし、デジタル機器を使うときには注意も必要です。スマホとの付き合い方と重なる部分もありますが、次の3つは特に注意してください。

・寝る前に見ない
・1日の使用時間を決める
・姿勢に気をつける。座りすぎにも注意

この点を守って、トライしてもらえたらと思います。

手で書く習慣が脳の認知機能を上げる

デジタル機器を使ったほうがいいと前述しましたが、一方で「手書き」も脳の認知機能へのプラス効果が高いので、どちらも取り入れたほうがいいと思います。**手で書くことは特に記憶の定着に効果があります**。

脳の活動は「キーボードでタイピングしているとき」より「手書きのとき」のほうが活発になります。手書きは体を動かすだけでなく、視覚、筆記の音、感触など、五感から刺激が入るため、記憶に残りやすいのです。若い頃、勉強で手書きノートを工夫してつくった人も多いと思いますが、ノートに書くことはこういう理由から意味があったわけです。

また、スケジュール管理も手帳に手書きで書き込んだほうが、デジタルの予定表を使うよりも、記憶を想起するときに脳の活動が活発になります。

ほかにも手書きの効果はいろいろあります。

たとえば手紙を書くことは、認知機能の向上に効果があります。特に**文通は、「手書きの効能」×「人とのコミュニケーション」とダブルに働く**ので、ぜひおすすめです。

手書きによるコミュニケーションは、「デジタルでタイプした文字」と比べて思いが伝わりやすく、よりポジティブな効果が望めます。ただ同じ手書きでも速記の場合は残念ながらその効果が弱まります。要は、丁寧に文字を書くことなのです。丁寧に書いた文字が相手にプラスの影響をもたらすわけです。丁寧に書くことはミラーニューロン効果（鏡のように自分にはね返ってくる効果）で結果的に自分のことも大切にできるため、一石二鳥です。

また、**「感謝の手紙を書く」と人生の満足度が高まる**という研究結果もあります。感謝の手紙は、自分が想像している以上に相手が喜んでくれることがあるからです。それによって心の距離が近づき、信頼関係が生まれることもあるので、何かをしてもらったときは感謝の手紙を書くことを習慣化していくのもいいと思います。幸せも実感できるとてもいい習慣です。

定年後の手帳の使い方

「働いているときは予定がいろいろあったけれど、定年後は手帳に書く予定がほとんどなくなったので、手帳を使わなくなってしまった。いまではカレンダーに予定を書き込んでいます」

60代後半の男性からそんな話を聞きました。

もし毎日、手帳に書き込むほどの予定がなかったとしても、手帳を使うメリットは数多くあります。**手帳は脳の認知機能を高めるツールになります**。私はむしろ定年後こそ、ぜひ手帳を使ってもらいたいと思っています。ただし、あなたが考えているような手帳の使い方とは少し違う方法で。というのも、認知機能を高めるには、いくつか書き方のコツがあるのです。

西式　脳を活性化する手帳術　その①

手帳を使って「生きる目標を設定する」という方法です。

次の質問の答えを手帳に書いてください。

「もし、明日死ぬとしたら何をしたいですか？」

「もし、1週間後に死ぬとしたら何をしたいですか？」

「もし、1カ月後に死ぬとしたら何をしたいですか？」

「もし、1年後に死ぬとしたら何をしたいですか？」

これは、「本当にやりたいことを見つける」ための質問です。最初の質問から順番に回答を手帳に書いてください。死を意識すると、本当にやり残したことが見えてきます。

自分の人生の終わりを意識しだすのは何歳くらいからでしょうか。人によって違いはあると思いますが、歳を重ねれば重ねるほど、終わりへの意識は高まっていくはずです。脳科学の見地からすると、**人生の終わりを意識することは、脳の認知機能を上げる効果があります**。

「明日死ぬとしたら」と、「1週間後」「1カ月後」「1年後」では、やりたいことのタイプが変わってきます。こうやって期限にバリエーションを持たせることで、自分がやりたいことの全体像が見えてきます。

「明日」が期限だと、やれることはかなり限られます。「家族で過ごしたい」「一番好きな食べ物を思いっきり食べたい」「お世話になった人にちゃんと挨拶に行きたい」「身の回りを片付けたい」などが出てきます。全体に、安定を満たす行為が出てきます。

期限が延びていくと、だんだんと安定のニーズから「やりたかったけれどやれなかった」ことなど、やり残したことへの欲求が出てきます。

「もし、1年後に死ぬとしたら?」の質問への回答には、こんなものがありました。

「本を書きたい」

「世界中を旅行したい」

「結婚したことがないので、結婚したい」

「残される家族のために家を建てたい」

1年後に出てきたこと、これがその人が持っている「やりたいこと」です。これを手帳に忘れないよう書き込んでください。また月に1回、この内容を見直していってください。

「やりたいこと」が明確になるだけでも大きな成果です。これが目標になるからです。実際に実現できるかどうかよりも、目標ができることのほうが脳には大切なのです。

以前、1年後に死ぬとしたらという質問に対し、「孤児院をつくりたい」という回答をした人がいました。孤児院を実際につくるとなると、かなりのお金がかかります。それが難しかったとしても、苦しむ子どもたちのために毎月寄附をする、ボランティア活動をする、そういったいまできる行動をするだけでもいいのです。これだけで、脳の前頭前野を含めたあらゆる場所が活性化します。行動は小さくても大丈夫です。さらに言えば、実際に何も行動しなかったとしても、目標を持つだけでも脳は動き出しているのです。

スケジュールが埋まっていなくても手帳を使うメリット

西式　脳を活性化する手帳術　その②

さらに手帳の活用術を紹介します。その日に手帳に書き込むような予定がなかったとしても大丈夫な方法です。この４つの法則で手帳を活用するだけで、脳が活性化されていき、さらには毎日がもっと楽しくなるはずです。

▼手帳術　４つの法則

(1) 予定がなかったとしても毎朝、きょうしたいことを書く
(2) 一日の終わりにきょう成功したことを5つ書く
(3) 目標のための数値を書く
(4) 心がフフッと喜ぶことを予定に入れる

(1) 予定がなかったとしても毎朝、きょうしたいことを書く

手帳にわざわざ書き込む予定がない日でも、きょうやりたいと思ったことを手帳に書き込んでください。

また、このあとP229で紹介する「人生を楽しませてくれる100のメニュー」も、きょうやりたいことを見つける参考になります。このメニューもぜひ使ってみてください。

(2) 一日の終わりにきょう成功したことを5つ書く

一日の終わりに、「きょう成功したこと」「きょうあったいいこと」を5つ書き込みます。それだけです。

「毎日5つもいいことや成功したことなんて起こらないから書くのは難しい」。そう思った人もいるかもしれませんが、そんなことはありません。どんな小さなことでもいいのです。「友人が旅行のお土産のお菓子を買ってきてくれた」「きれいな花を散歩中に見た」「夜ごはんで食べたアジフライがおいしかった」「テレビ番組を見ていていい情報を知った」……。毎日5つ、これなら見つけられそうではないでしょうか。

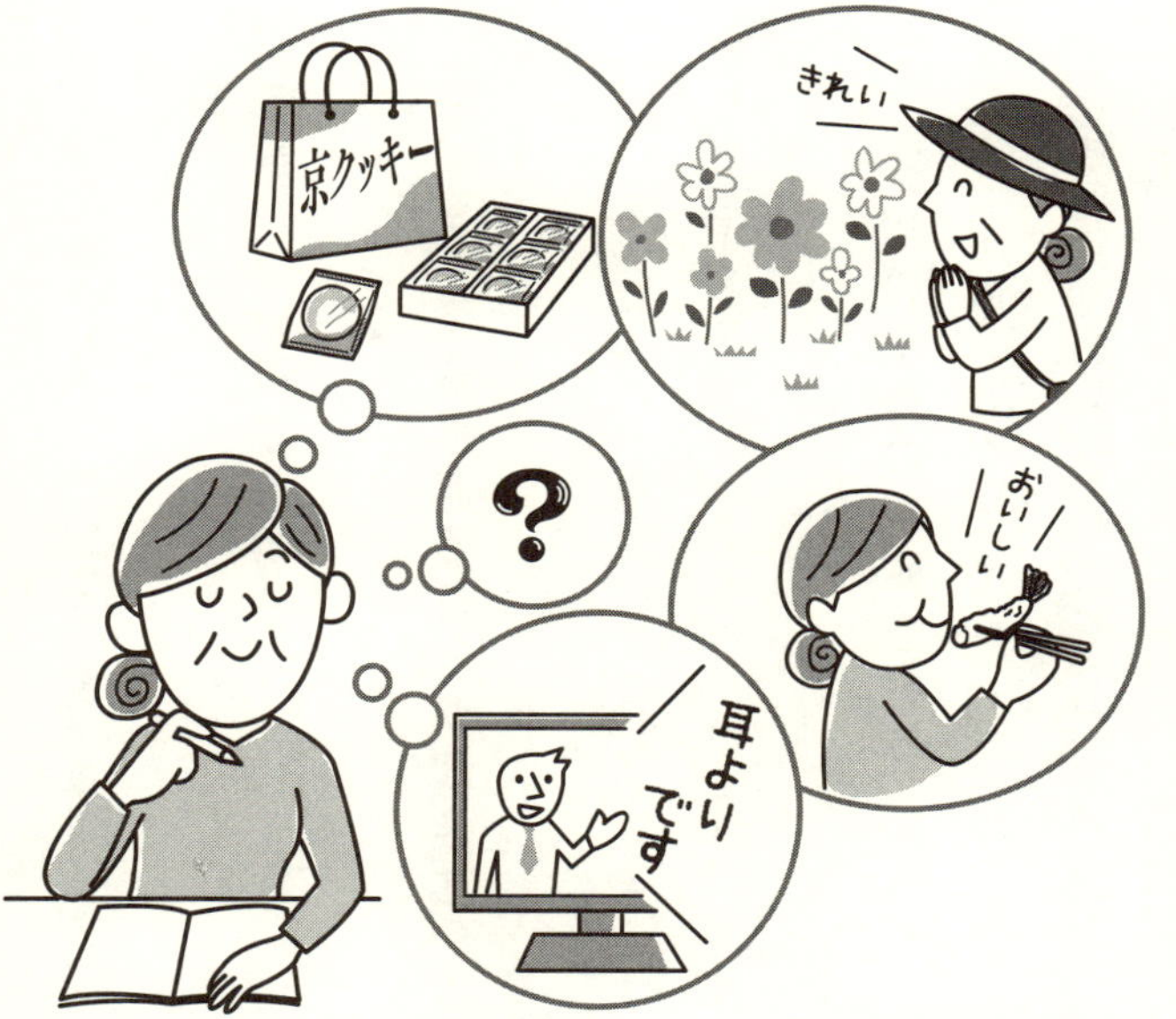

きょうあった小さな成功やいいことを書き込みます。

毎日書き続けていくと、自分でも気付いていなかったことに気付くはずです。「変化のない生活だと思っていたけれど、けっこう変化があることに気付いた」「自分は恵まれていたことを知った」、そんな発見もあると思います。

これを続けていくと、脳はその部分にどんどんフォーカスします。そうなると好循環です。

予定がない退屈な毎日

↓

いいことや成功することが起きている毎日

同じ1日なのに、意識が変化していきます。それにより認知機能も上がるし、幸福度も上がる。いいことばかりです。

(3) 目標のための数値を書く

「血圧の数値を落としたい」「あと10キロやせたい」「節約をもっとしたい」「英語の勉強をしたい」「もっと本を読みたい」……。自分が達成したいことを明確に

体重をあと10キロ落とす!

日付	計測した時間	体重
4月1日	9時05分	63.2kg
4月2日	9時30分	62.5kg
4月3日	10時10分	62.8kg
4月4日	9時45分	62.1kg
4月5日	9時40分	61.8kg
4月6日	9時31分	62.3kg

し、毎日そのための数値を記入していくことも「脳にいい手帳の使い方」です。

●血圧を下げることが目標であれば、毎日血圧の数値を書き込む。

●体重を落としたいのであれば、毎日体重を量り数値を書き込む。

●節約をしたいのであれば、その日節約したと思う金額を書き込む。

●もっと本が読みたいのであれば、読んだ本のタイトルとページ数を書き込む。

大切なのは、目標に向かって具体的に項目や

数値を書いていくことです。書くことで日々の目標を認識し、自然と達成するための行動をするようになっていきます。

体重を量って毎日書いていくと、体重が減っていくということは、研究結果でも出ている事実です。体重を落としたければ、体重計に乗って毎日体重を量ることが人間の脳をうまく利用したダイエット法になります。

(4) 心がフフッと喜ぶことを予定に入れる

P191で紹介した「心がフフッと喜ぶ21分野」を参考に、やってみたいことを先の予定に書き込んでいきます。実現しなかったとしてもOK。「空想スケジュール」をつくっている感覚で1カ月先、6カ月先、1年後の予定をつくってみてください。

人生を楽しませてくれる１００のメニュー

人生の目的はなんですか？

そう聞かれたとき、あなたならどう答えるでしょうか。

スーパーエイジャーたちに共通する「人生の目的」がありました。それは「この瞬間を楽しむこと」です。

仕事で出世したい
マイホームを手に入れたい

収入をもっと増やしたい
人からもっと称賛されたい／目立ちたい
何かを成し遂げたい

若いときはこういう思いを持っていた人もいるかもしれませんが、高齢になっても元気に活動しているスーパーエイジャーは「いまを楽しむこと」に貪欲《どんよく》です。


一方で、元気のない高齢者に話を聞くとこんな言葉が出てきます。

「何をしても楽しくない」

「生きていてもつまらない。死ぬのを待っているような状態」

できれば、人生最期のときに「楽しい人生だった」「いい人生だった」と思ってお別れしたいですよね。**だからこそ、「楽しむ」を脇に置かず、「楽しむ」を優先して日々を送りたいものです。**

そんなことを言っても、楽しむ方法がわからないという声があったので、「西式　自分を楽しませてくれる１００のメニュー」をつくりました。きょうやることを見つけてもらうための１００のリストです。**何をしたらいいかわからない人でも、このリストを見れば「これがやりたい」というものが見つかるはず**です。

それでもまだ何をしていいかわからない人は、ダーツのように目を閉じてエイヤ！　で指を差してその項目を実行するでもいいし、１００枚のカードにしてランダムに選んでもいいです。

もちろん、これは脳にとっても刺激があり、認知機能を高め、老人脳を予防する効果もあります。

ちなみに、紹介する100のメニューは私が選んだものですが、もし自分流のものをつくりたいときは、自分で100個書き出すのもいいと思います。

このリストの中には「旅行の予約を入れる」というメニューもあります。先に説明したように、旅行の予約を入れただけで幸福度が上がります。遠足の前の日にワクワクする、デートのある週はずっとハッピーになる、そんなイメージです。

さらにすごいのは、旅行の計画の場合は、直近ではなく、**半年後の旅行の予約を入れるということでも幸福度につながります**。

6カ月後に理想の場所に行くと思うだけで、なんだか期待感が膨らみ、日々の生活に活力が生まれます。

人生を楽しむためには、いろいろな工夫が必要です。
この１００のメニューもぜひそのひとつに加えてください。

「西式 自分を楽しませてくれる
100のメニュー」はコチラ

西式　自分を楽しませてくれる100のメニュー

1. 好きな映像を見る
2. 好きな音楽を聴く
3. 旅行の予約をする
4. 新しいお店に行く
5. 新しいパンを食べてみる
6. お取り寄せしてみる
7. 美しい花を部屋に飾る
8. 植物に水をあげる
9. 動物をなでる
10. 好きな友だちと話す
11. 緑を見る
12. フワフワしたものに触れる
13. 新しい洋服を買ってみる
14. 靴下の色をカラフルにしてみる
15. 爪をキレイに整える（ネイルをする）
16. 太陽の光を浴びる
17. 波の音を聴く
18. 小鳥のさえずりを聴く

19	川が流れる音を聴く
20	鼻歌を歌ってみる
21	深呼吸してみる
22	肌触りのよいパジャマを買う
23	極上の枕を買う
24	髪の分け目を少しだけ変えてみる
25	髪の色を変える
26	ミニシエスタ（昼寝30分）をする
27	空を眺める
28	お風呂に新しい入浴剤を入れる
29	キャンドルの火を眺める
30	楽しいダンスの映像を見る
31	いつもより10センチだけ大股で歩いてみる
32	背筋をグッと伸ばす
33	マッサージを受ける
34	温かい飲み物を飲む
35	1分だけ新しいことを行動してみる
36	星を眺める
37	一人の時間を持つ
38	小さな親切をする
39	ユーモアを言ってみる
40	お笑い番組を見る
41	美味しいものを食べる
42	プチ贅沢をする

43 誰かを応援する

44 ガーデニングをする（土と触れ合う）

45 水と触れ合う

46 美味しい空気を吸う

47 好きな香水をつける

48 室内で香をたく

49 新しい家電を買う

50 シャワーヘッドを変えてみる

51 電子ゲームに少しだけ触れてみる

52 スポーツに触れる

53 メイクを変えてみる

54 シャンプーを変えてみる

55 ハンドソープをよい香りのものにする

56 下着の色を変える

57 モデルルームで理想の家を体験する

58 憧れの新車に試乗してみる

59 見たかった映画を見てみる

60 行きたかったホテルに泊まってみる

61 憧れのレストランで食事してみる

62 書店に行ってみる

63 好きな乗り物に乗る

64 新しい色や形の靴を買ってみる

65 飲んだことのないお酒を飲んでみる

66 インターネットで好きなものを検索してみる

67 晩酌に好きなつまみを買ってみる
68 朝ごはんを少し豪華にしてみる
69 眼鏡のフレームを新しく変える
70 サプライズを仕掛ける
71 クッションを変える
72 あいづちを増やしてみる
73 よく噛んで食べる
74 夜の部屋の明かりを暖色系に変える
75 好きな人の写真をはる
76 宝くじを買ってみる
77 ビュッフェに行く
78 幸せだったことを思い出してみる
79 感謝の手紙を書く
80 文通相手を探してみる
81 思考ゲームをする（オセロ、将棋、クロスワードパズルなど）
82 読書をする
83 部屋の模様替えをする
84 異性や年代が違う人と接してみる
85 お茶を飲む用に質のよいカップを買う
86 生き物を育てる
87 新しい道を歩いてみる
88 好きなお店を見つける
89 懐メロを歌ってみる
90 人によい情報を教える

91 理想の姿を想像する

92 スマホで新しいアプリをダウンロードする

93 物に名前をつけてみる

94 肉や乳製品を食べてみる

95 食事の香りを堪能してみる

96 質のよいものをひとつだけ身につける

97 ベッドの位置を変える

98 憧れのお皿を買ってみる

99 脳活ドリブルをする

100 家族や友人、同僚に感謝の言葉を伝える

「書く」ことが怒りや恨みを消してくれる

ここまで、手帳に「書く」ことをすすめてきましたが、**「書く」ことは曖昧《あいまい》なものの解像度が上がり、見える化できるので、脳の認知機能にとっていい**ことばかりです。

心理学でトラウマを解消する方法のひとつに「書く」という方法があります。実は人に「話す」よりも「書き出す」ほうが効果があると言われています。

書き方は簡単です。「**スッキリするまで、とにかく書き出す**」だけです。ストレスに感じていることを思いっきり書き出していきます。

スッキリするまでは、自分にウソをつかずに、とにかく思ったことを書き出します。罵詈雑言《ばりぞうごん》でもOKです。思ったことを一滴も自分の中に残さない感じで、全部を書き出してしまうのです。

この方法は、アメリカのトラウマ治療で実際に行われています。

書き出す時間は人によってまちまちです。10分で終わる人もいますし、1時間の人もいます。1日かかる人もいれば、1週間かかる人もいます。

すると、心が少し軽くなることに、書いている本人がだんだん気付いてきます。イメージとしては心が落ち着いてくる感じです。そして、さらに書き続けることで、だんだんとトラウマがなくなっていく可能性が高まります。

完全になくなったら、その後しばらくの間は、書き出したことを見返さないことです。最低でも1カ月は見返さない。そして、1カ月後に見てみると、「あれ、こんなこと思っていたんだっけ」くらいのものになっているはずです。

トラウマに限らず、怒りや恨みを消す方法としても有効です。

私たちは頭の中で1日に数千〜数万回も思考をしています。ほとんどの思考は、ちゃんと整理されていたり、言語化されているわけではなく、感情とくっついた状態でモヤモヤと出てきています。

書くことは、そこから一言一言を選び出していく行為です。ですから、考えや気持ちが整理されていくのです。

また、**書くことは体の運動機能も使っています**。これも脳にとってプラスの作用になります。

ぜひ、「書く」ことを生活の中にうまく取り入れていってください。

働くことは老人脳の予防に！60歳からの適職の見つけ方

定年が65歳に引き上げられる企業が増え、70歳定年も現実味を帯びてきています。実際に60歳を超えて働いていることは普通になっています。

次ページの表は「60歳以上で働いている人の男女別・年齢別の割合」です。

どうでしょうか。これを見ると男性は70代前半でも4割以上の人が働いていますし、女性も60代後半で4割以上の人が働いています。**働くことは老人脳を予防するので、脳の視点から見たらいいことです**。もちろん、「十分働いたんだから、もう勘弁してほしい」「お金を稼がないといけないから、しょうがなくやっている」

	男性の就業状況	女性の就業状況
60〜64歳	84.4%	63.8%
65〜69歳	61.6%	43.1%
70〜74歳	42.6%	26.4%
75歳以上	17.0%	7.7%

出典：令和5年労働力調査年報

という人もいると思いますが、そういう考えは脳にストレスがかかるので、考え方をチェンジさせ前向きに働くようにとらえたほうが脳のためになります。

ちなみに、**65歳以上の人で働いている率が高い県のトップ3は、1位長野県、2位山梨県、3位東京都**です。

長野県は平均寿命が上位な県です。山梨県は平均寿命は中位ですが健康寿命ランキングでは男性2位、女性2位と上位にきています。もちろん、働くことだけが長寿の理由にはなりませんが、働くことが体にいい影響を及ぼしているということを裏付けする結果でもあります。

「働くこと」には老人脳予防の要素がてんこ盛りです。

「社会や人とのつながりができる」「自分の役割が生まれる」「収入があることでお金の不安を軽減できる」「体を動かすことで脳を活性化できる」「作業をすることで前頭前野を活用できる」「仕事を覚えるのに記憶力を使う」「予定を入れることでやる気が高まる」など、まさにいいことだらけなのです。

✓ 60歳以上の適職とは？

では、60歳を過ぎてからは、どういう仕事をするのがいいのでしょうか。

実際には、60歳を超えると非正規雇用で働いている人が多くなります。いままで働いていた会社で再雇用ということもあるでしょうし、転職もあると思います。

また、パートやアルバイトのケースもあると思いますが、60歳を超えると専門的なスキルがある場合を除き、仕事の選択の幅は若い頃に比べどうしても狭くなってきます。体力が落ちる、視力が低下する、物覚えが悪くなる……。加齢とともに衰える部分がいろいろある中で、60歳を超えた人にとっての適職はどういう仕事なのでしょうか。

脳の観点から見た適職を紹介します。もちろん個人差があるので絶対的なものではありませんが、科学的な研究成果から導き出された結論です。

60歳以降の人に向いている仕事は、ひとつは**言語能力を使う仕事です。たとえば、人に教える、文章を書く仕事など**。

２つ目は相手に安心感を与える仕事です。たとえば、チームの中でムードメーカーを担うポジションは60歳以上に向いている仕事です。30歳のときより、40歳のときより、50歳のときより、よりいい仕事ができる可能性があります。

なぜなら、先に述べた通り、**言語の能力は加齢とともにどんどん伸びて、67歳でピークに達するからです**。しかも、その後しばらくその能力を維持することができます。作家に高齢な人が多いのもそのような理由があるのかもしれません。

また、加齢とともにドーパミンの量は減ってきますが、人とつながるときに分泌される幸せホルモン・オキシトシンは増えていきます。迷惑な老人、キレる老人など、マイナスな老化に向かわない人であれば、高齢であることは、その存在だけで人にリラックス効果を与えることもできます。

せかせかした人を見ると、私たちはミラーニューロン効果で自分まで焦ってしまうことがありますが、リラックスした存在はミラーニューロン効果で周囲の気持ちも和ませてくれるのです。

また、若いときに脳に刻まれた記憶や経験は、歳をとっても体に残ります。以前、私がよく行った美味しい洋食屋がありました。シェフが60代で体調不良になって、かなり長く休業していたのですが、再オープンしたときお店に行ったら、味もサービスも依然と全く変わっていませんでした。病気もあり、以前のように体を動かせないのではと心配していたのですが、それは杞憂で、味も素晴らしく感動したことをいまでもよく覚えています。

長年積み重ねてきた経験やスキルは、箸の持ち方を忘れないように、ずっと記憶の中に鮮やかに刻まれているのです。

言葉を通して自分の経験を教えることは、若い世代に、技術や経験だけでなく、大切な考え方、心の持ちようなどを伝えていくことでもあります。これは人生経験を積んだ人の大切な役割なのではないでしょうか。

目には見えない大切な考え方を教え伝えることで、より豊かな社会に発展させることができます。若い人から大人・高齢者まで幅広い世代が生き生きとして幸せに生きることができたら、これほど素晴らしいことはないかもしれません。

第7章

老人脳にならない
マインドのつくり方

主観年齢で生きていく

最近は70代、80代でインフルエンサーになる人も多くなりました。インフルエンサーとは世間に与える影響力の強い人のことですが、いまはSNSなどでフォロワーの多い人もそう呼んでいます。

面白い写真をSNSのInstagram（インスタ）にアップしている西本喜美子さん（94歳）は、人気インフルエンサーです。

西本さんのインスタを見ていると、健康の秘訣がいろいろ垣間見えて、とても参考になります。

西本さんは、72歳でカメラを始めたそうです。面白いことがとにかく好きで、そのための行動をいといません。カメラを始めるきっかけは、若い人たちが背中を押してくれたからだそうです。

若い友だちがいるというのも、脳にとっていいことです。

西本さんは**年齢のことは考えたことがないそうです。自分の年齢を気にしていない**んですね。

主観年齢という言葉がありますが、たとえば、85歳でも自分は50歳と思えば、主観年齢は50歳です。すると面白いことに、50歳のような行動をとるようになってくるのですね。もちろん本気で思わないとそうならないのですが。

主観年齢を若くすることは、脳の老化も防ぎます。韓国の研究で、59〜84歳の被験者68人の主観年齢と脳の状態を分析したところ、主観年齢を実年齢より「若い」と答えた被験者は、灰白質《かいはくしつ》の密度が高かったほか、記憶力もよく、うつの傾向も低いことがわかっています。

「自分は若い」と本気で思うだけで、脳も体も若くなる

「学生時代の友人と久しぶりに会っていろいろ話をしたらすごく元気になりました。なんだか若い時代に戻ったみたいで、楽しかった。やっぱり昔の仲間はいいですね」

こんな話を70代の女性から聞きました。こういう経験がある人も多いと思うのですが、元気になったのには理由があります。自分の若い時代に戻ったような感

覚や自分は若いと思うことは、脳にとてもいい刺激をもたらすのです。

古い調査（1981年）ですが、アメリカのハーバード大学でこんな実験がありました。70代になる8人が22年前の内装に仕上げた建物の中で5日間共同生活をするというものです。内装だけでなく、たとえばテレビは1959年当時に流行していた白黒テレビを置き、ラジオからは当時人気があった歌が流れてくる。本棚にある雑誌や本も、1959年のものを置き、環境そのものを22年前にして、5日間暮らしたわけです。

そしてこんなルールを敷きました。

・22年前の自分になりきるように努力する。昔話をするのはOKだが、昔を懐かしむのではなく、当時の自分になりきって話す。

・当時の話はすべて「現在形」で話す。当時の映画の批評や時事ネタ、当時の出来事などをすべて「現在の話」として話をする。
・自分の写真や家族の写真は現在のものではなく、22年前以前のものを飾る。

なかなか面白い実験です。そして、この実験から驚きの結果が出たのです。

---

1 手先の器用さが向上した
2 姿勢がよくなった
3 視力がアップした
4 見た目が若くなった
5 考え方が柔らかくなった

これだけの若返り効果が表れました。自分は若いと思い込んで行動するだけで、脳に変化が生まれたのです。

若く見えるようにしただけで、血圧まで下がったという実験もあります。「ヘアサロン実験」というものなのですが、27歳から83歳の女性47名に対して、髪のカラーリングを行い、実年齢よりも若く見えるようにしました。するとこちらも驚くような結果が出ました。

髪を染めて若く見えるようになった人たちの血圧が、若い頃の血圧に戻っていたのです。

年配の人が若づくりをしていると、「あの人は年齢も考えず若づくりしていて恥ずかしい」なんてことを言う人もいますが、**体にとっても脳にとっても、若づくりはいい方向に作用します。**脳内のイメージを変化させ、それによって生理的反応（体内で起こる化学過程）にまで影響があり、健康状態がよりよくなっていくのです。

さらに、**見た目年齢は血管年齢にも関係している**と言われています。

「実年齢より見た目が若い人」と「実年齢より見た目が老けている人」の血管年齢を調査したところ、こんな結果が出ました。

▼**見た目が若い人**

実年齢より血管年齢が若い　79％

▼**見た目が老けている人**

実年齢より血管年齢が若い　19％

見た目が実年齢よりも老けている人は、81％の人が血管年齢まで高くなるということまでわかりました。見た目の差でかなりの違いが出ています。

また、主観年齢が若い人ほど、将来の自分について前向きな見解をもっていることもわかっています。

脳にとってのＮＧワード

自分を若く感じていたり、見た目年齢が若いことによる効能は、ほかにもたくさんあります。そう考えると、もう自分のことをこう言ったり、考えたりするのは止めたほうがいいでしょう。

これは脳にとっての3大NGワードです。

老けた
歳をとった
もう若くない

歳をとっているというイメージは、死亡リスクまで高めます。**自分の年齢に対して実年齢よりも8～13歳高く感じている人は、死亡リスクや病気リスクが通常より18～35%高かった**というのです。

「歳をとり、人生が悪化している」「若い頃に比べると幸せでない」「実年齢より老けている」「顔が同年齢の人に比べて老けている」など、自分は老けている、歳とともに幸せが減っていると考えている人は、脳の老化のペースが速く、病気リスクや死亡リスクが上がるのです。

歳とともにガンコになる人とずっと柔軟な人は何が違うのか？

加齢とともに年々怒りっぽくなったり、ガンコになる人もいれば、いくつになっても柔軟な考え方を持ち、しなやかなイメージの人もいます。

以前、相談を受けた70代の男性は「ガンコな自分に全く気付いていないわけではなく、できればいつまでも柔らかい頭でいたいと思っていても、ついついガンコな部分が出てきてしまい、自己嫌悪に陥ってしまう」と話していました。

ガンコとは、自分が正しいと思うことを変えないことです。

「自分が正しい」「自分が正義」そういう思いが強すぎて、人の意見をなかなか認められないわけです。

これは「脳のバイアス」（偏った考え方）が関係しています。**バイアスが「ガンコな思考」を生み出しています**。

それともうひとつ、ガンコさには「マインドセット」も関係します。**「マインドセット」とは、その人がそれまでの人生の中で構築してきた固定化された考え方**のことです。価値観や信念、それに思い込みなども含まれた、その人の考え方のベースです。

ガンコは「保守化バイアス」「サンクコスト効果」というバイアスと、「硬直マインドセット」の３つの要素が生み出しています。

「保守化バイアス」とは、新しい情報や証拠などを出されても、自分の信念や考え方を修正することなく、自分の考えに固執してしまう考え方です。

よくある「最近の若者はダメだ」「自分たちの若い頃はもっとやっていた」といった、自分たちが生きてきた時代を肯定する考え、若い人を否定する考えは、まさに保守化バイアスが脳に広がっている状態です。

このバイアスが強いと変化に鈍くなり、まわりからも「ガンコ」「頭が固い」という評価をされてしまいます。

保守化バイアスを軽減する方法は、新しいものに触れる頻度を上げることです。まさに、この本で老人脳の予防法として紹介していることです。新しいものに触れる機会が多くなれば、保守化バイアスは弱まるはずです。

それともうひとつ、これは保守化バイアスだけでなく、あらゆるバイアスに対して言えることですが、**「自分がそのバイアス（考え方）の影響を受けていることを自覚する」こと**が大切です。自覚しているだけで改善のきっかけになるので、ガンコだと周りから言われたり、自分でそう思ったときはこの対策をしてみてください。

2つ目は「サンクコスト効果」です。これもバイアスのひとつで、**信じてコツコツと積み上げてきたことがもし間違いだと明らかになっても、かけてきたコス**

トが無駄になることを恐れて、いまの行動を正当化しようとする脳の働きです。

サンクは沈んだ（sunk）という意味で、日本語で「埋没費用」と言います。これまで信じてきたことが無駄にならないように、たとえ周りから見ると理不尽な選択であったとしてもそれを正当化し、しがみつき続けてしまいます。あまりメリットはないとわかっていても、意地で自分の意見を押し通します。

継続してきた勉強法で成果が出なくても、そのまま続けてしまう。やっているダイエット法が自分には効果がないことが明確になっても続けてしまう。こうした自分のやっていることを否定したくない理由でとってしまう言動には脳の働きがあることを認識し、気にしておくだけでガンコさの軽減につながります。

✓ しなやかマインドセットを持つ

3つ目は「硬直マインドセット」です。

「マインドセット」は、その人の考えのベースになるもので、ガンコな人と柔軟性のある人は、このマインドセットが違っています。ガンコな人は「硬直マインドセット」、柔軟な人は「しなやかマインドセット」があります。

マインドセットが自分の能力や行動にどう影響するかということはカリフォルニア大学の研究で、かなりわかってきています。

ガンコな人は「自分の能力は生まれつき決まっている」と信じている人が多いのです。一方で**柔軟性があって成長意欲が高い人は、「脳は使えば使うほどよく**

なっていく。能力はどんどん上がっていく」と信じている人が多いです。

この思考の違いによって、人生が大きく変わります。

成長意欲が高い人の学習能力は伸びやすく、自分の能力は生まれつき決まっていると考える人の学習能力は伸びにくい傾向にあります。

これには環境も影響します。成長意欲の高い親の子どもは成長意欲が高くなりやすいですし、仕事でも成長意欲の高い人がいる組織は、全体の成長意欲も高まりやすくなります。もちろん逆もです。

過去の自分の考えにとらわれていると「ガンコ」はますます硬直化していきます。そういった自分を変えるためには、くり返しになりますが「新しい体験の数を増やすこと」と「ドーパミンを増やすこと」の2つです。

たくさんの新しい体験をした人ほど、考えや視点が増えて柔軟性が増してきますし、ドーパミンを増やすことで意欲が高まり、相手を理解しようという気持ちも高まります。

脳の老化スピードが速い人がよく使う言葉とは？

「あー、疲れた」

「もう、嫌になる！」

「そんなことできるわけない」

こんな言葉を、日頃何気なく使っていないでしょうか？

実は、こうした言葉は脳に影響を及ぼしています。「脳のプライミング効果」というものです。

ニューヨーク大学の実験でこのようなものがあります。学生のグループを２つに分けて、言葉の羅列《られつ》で文章をつくってもらうという実験です。ひとつ目のグループには「グレー」「孤独」「忘れやすい」「退職」などの年配者のような言葉を使ってもらう。もうひとつのグループにはニュートラルな言葉で文章をつくってもらう。「のどがかわいた」「キレイな」「プライベート」などです。

そしてグループごとに移動をしてもらったところ、なんと年配者のような言葉を使ったグループメンバーの歩くスピードが遅くなってしまったのです。これには私もビックリしました。

この実験からわかることは、**使った言葉がその後の行動に影響を与える**ということです。どういう言葉を使うかで、無意識のうちに行動が変わります。どういう言葉を使うかは、大切です。

次ページの表は、脳にマイナスになる「使わないほうがいい言葉」です。これらの言葉は、使った瞬間に脳が悪い影響を受けてしまいます。たとえば、「疲れた」と言った瞬間に、疲れたイメージが脳に出てきます。その結果、疲れたようなパフォーマンスをしてしまい、本当に疲れた状態になってしまうのです。実際にはそこまで疲れていなくても、脳が勝手に疲れた状態をつくり出してしまうことになります。

脳にマイナスになる「使わないほうがいい言葉」

疲れた	あの人のせいだ
嫌だ	あのときはよかった
運が悪い	〜しなければいけない
できない	体力がない
難しい	気力がない
わからない	いつも私は〜
無理	みんな〜と言っているから
もう歳だから	歳をとると〜
時間がないから	面倒くさい

「わからない」「難しい」などの言葉も、脳にとっては危険な言葉のひとつです。思考をフリーズさせないためにも、使わないほうがいいと思います。

ただ、そうはいってもついつい言ってしまうこともありますよね。それに、使わないように無理やり我慢すると、逆に感情が苦しくなってしまう人もいます。私も実験をしてみたのですが、たとえば、疲れているのに「疲れている」と言えないと、何かモヤモヤしした感じになってしまう人が多数いました。

そこで考案したのが、**「『でも』の法則」**です。**マイナスの言葉を言ったあとに、必ず「でも」を付け加えるという方法**です。

たとえば、「疲れた」と言ったら、こんな感じです。「疲れた。でも〜」。どうでしょうか。「でも」以降はどんな言葉を付け加えてもらっても大丈夫です。実際にいろいろな人にやってもらったところ、こんな言葉をみなさん付け加えていました。

「疲れた。でも、がんばった」

「疲れた。でも、いい疲れだ」

「疲れた。でも、寝れば回復するだろう」

「疲れた。でも、その分成果が出た」

こう答えるとどうでしょうか。**これは、実は日本語の特徴と脳科学をミックス**

した方法です。

脳は、文章の一番最後にきた情報を印象に残しやすいという性質があります。なので、「疲れた」が最後であれば「疲れた」という情報を残しますし、「でも」のあとに「がんばった」と言うと「がんばった」という情報を残します。

プラスの言葉のあとに「でも」を使えばマイナスの言葉が来ますが、マイナスの言葉に「でも」を使えばプラスの言葉が来るわけです。

実際に私の実験でも、「『でも』の法則」をやってもらうと「気持ちがラクになった」「疲れを感じにくくなった」という人が多数いました。実際にこの2文字で人生が変わってしまった人もいたので、私自身もその効果に驚いたほどです。

研修で出会った50代の女性がいたのですが、その人は、マイナスの言葉をひとりごとでも、相手に対してでもよく使っていました。ついついそういう言葉を使ってしまうクセがついていて、そんな自分に嫌気がさしていると話していました。そこで、その人に「きょうから『でも』という言葉を1000回使ってみてください」と伝えました。そして、**1カ月後の研修で会ってみると、まるで別人のように状態が変わっていたのです。**

話を聞いてみると、「『でも』を使ってみてと言われて、半信半疑で使ってみました。でも、でも、最初は何だかバカらしく感じました。ただ、言っているうちに、『でも、元気に生きてるな』『でも、きょうは天気がいいな』『でも、ランチが美味しかったな』『でも、きょうはきれいな花を見たな』など意外と自分は小さな幸せをたくさん体験しているんだな、環境に恵まれているんだな、いいこともあるんだな、ということを感じたんです。いままでだったら、朝起きたときも、なんで決まった時間に起きれなかったんだろうと自分を責めていました。

ただ、いまでは、『でも』という言葉が自然と出てきて、『でも、よく眠れたな』『でも、面白い夢を見たな』『でも、朝食用に美味しいパンを買ってきたな』という言葉が出てくるようになったんです。

そしたら急に、私はいままでできなかったことばかりに目を向けていて、たくさんのできていること、有り難いこと、美しいものに目を向けていなかったことに気付きました。世界の見え方が少しずつ変わってきたんです。

そんな毎日を過ごしていたら、周りからもなぜかよく声をかけられたり、明るくなったねと言われるようになりました。こんなに短期間で周りの言葉が変わってきたことに、私自身が一番驚いています」

私もその話を聞いて、言葉の力は本当にすごいと改めて感動しました。

うまくいく人は、脳にいい言葉の使い方をしている人が多いのです。

「ありがとう」という言葉の持つすごいパワー

言葉の使い方が悪い人は、老人脳になるリスクが高くなります。

人は楽観的性格と悲観的性格の2つに大きく分けられるのですが、楽観的な人はポジティブな言葉を使い、悲観的な人は自分にも人にもネガティブな言葉を使う傾向があります。ネガティブな言葉を使うと脳はストレスを感じるため、老人性うつの原因にもなり、認知症のリスクも高まってしまいます。

一方で、ポジティブな言葉を使うような楽観性が高い人は、認知障害のリスクが低下することが2017年の研究でわかっています。

言葉の持つ力を実感した事例を、ここでもう少し紹介します。これはスポーツ選手の話です。

以前、Ｊリーグに所属するサッカー選手と話をしていたところ、彼から悩みがあると打ち明けられたことがありました。彼のポジションはフォワード、いわゆる得点することが大切なポジションだったのですが、試合の前半はいいのだけれど、後半になるとシュートの決定率が異常に下がるという悩みでした。

話を聞いてみると、後半になると脳が「疲れているというイメージ」を持っているようでした。「もうスタミナがもたないはずだ」「これ以上は走れないはずだ」とか、脳がそうイメージしていて、結果その通りになっていたのです。

そこで、「自分にはもっとスタミナがある」「最高のパフォーマンスを発揮できる」という言葉を心の内でつぶやいてもらい、イメージを変える努力をしてもらいました。そうしたら、**驚くほど後半のシュートの決定率が上がったのです**。これには私自身もびっくりしました。

同じように、マラソン選手でも最後にどうしてもタイムが落ちてしまう選手がいました。そこで、彼にある言葉を言ってもらったところ、後半のタイムが伸びたのです。

その言葉は「ありがとう」です。

意外に思うかもしれませんが、この言葉でタイムが大きく伸びました。「ありがとう」は他者に向ける言葉です。自分が走れるのはこれまでたくさんの人のサポートがあったから。そうした支えてくれた人に対して「ありがとう」と心の中でつぶやくだけで、どんどん力が出てきたそうです。

それまでは、後半になると「もつかな」「大丈夫かな」といった不安の声ばかりつぶやいていたそうです。それを「ありがとう」に変えただけでタイムが伸びた。たった**ひとつの言葉で、ここまでパフォーマンスが変わる**のですね。スポーツの世界ではスコアやタイムが出るので、その成果が明確です。

言葉は他者とのコミュニケーションだけでなく、自分とのコミュニケーションにも日々使っています。実は、頭の中で自分自身と話している言葉は、他人と話す何倍もの時間になります。

ですから、**自分との脳内トークを変えるだけで、さまざまなことを変えることができるのです**。

会話に「擬音語」を入れると体も脳も動きがよくなる

脳にいい言葉としてぜひ使ってほしいのが「擬音語」（擬声語とも言います）です。擬音語とは、動物の声や物の音を言葉で表現したもので、たとえば「にゃ～にゃ～」「わんわん」「がらがら」「ざあざあ」などの表現を言います。

この**擬音語が、実は脳の活性化と結びついています**。

何気なく使っている擬音語ですが、脳にかなりの影響を与えていることがわかっています。

たとえば、エクササイズをするときに、擬音語を入れてやると体の動きが変わります。実際に体験してもらいたいので、ぜひやってみてください。

やり方はこうです。

(1) 真っすぐ立って、両手を左右に水平になるように広げてください。

(2) そのままの状態で腰をいけるところまで回してください（左右どちらでも大丈夫です）。

(3) 自分の限界というところまで回したら、その位置を覚えておいてください。

(4) 元に戻してください。

(5) 今度はある言葉を言いながら、同じ態勢で同じ方向に腰を回してください。ある言葉とは、「ス〜ッ」という言葉です。ス〜ッと言いながら腰を限界まで回していきます。

どうでしょうか？　最初に腰を回したときよりも、「ス〜ッ」という擬音語を言いながら回したほうが、より腰が回ったのではないでしょうか。**これが擬音語のパワーです**。

擬音語を使うと、一般の動詞や副詞などの言葉に比べて、運動機能を司る運動野や前運動野、そして小脳などを含む幅広い脳の領域が活性化します。

スポーツ選手の中にも、擬音語を取り入れている人がたくさんいます。たとえば、砲丸投げの選手は投げるときにすごい叫び声を出します。テニス選手や卓球の選手も声を出す選手がいますよね。

擬音語を発することで、脳が指令を出し、制御しているリミッターを外し、筋肉の限界まで力を出せるようになります。そのスイッチが「声」です。

ちなみにこういった効果を「シャウト効果」と呼びます。

これは何もスポーツに限った話ではありません。さまざまなシーンで擬音語を使うことで、脳を活性化できるのです。

跳び箱を跳べない子どもに擬音語を使った方法を教えて、すぐに跳べるようになったということがありました。

跳び箱が跳べない子どもに、跳ぶときに「タッタッタッ、トン、パッ、トン」という言葉を心の中でつぶやきながら跳んでみてと伝えたところ、すぐに跳べるようになったのです。

小脳が活性化し、身体能力が上がったのです。

実はこの擬音語、プラスの擬音語ではなく、マイナスの擬音語を言う人がいます。

たとえば高齢者であれば、「ガクガク」「ギシギシ」などです。

足が弱い人が「足がガクガクする」と言ってしまうと、その瞬間にガクガクする感覚が脳の中で大きくなってしまい、結果、症状をより大きく感じてしまいます。

マイナスの擬音はこのように、体にもマイナスに作用する可能性があります。

こういうときはどうしたらいいのでしょうか。ひとつは**「プラスの擬音語に変換する」**ということです。ただ、「足がガクガクする」など、プラスの擬音語に変換するのが難しいケースもあります。そのときは濁点をとってみてください。

「ガクガク」だったら「カクカク」とか、「ギシギシ」だったら「キシキシ」。「ギラギラ」だったら「キラキラ」。濁点をとると印象がかなり変わります。それだけで脳の刺激を受ける場所が変わるので、痛みが軽くなったり、気持ちまで変化してきます。

歩くことがしんどい人は擬音語を言いながら歩くと、つらさが軽減できる場合もあります。「サッサッサッ」「トントントン」「ポンポンポン」……スタスタ歩けるイメージになる言葉であればなんでもOKです。心でこれらの擬音語を言いながら歩くだけで変化するので、ぜひ試してみてください。

「自分は大丈夫」と思っている人がオレオレ詐欺にだまされてしまう理由

オレオレ詐欺、料金請求詐欺、預貯金詐欺、還付金詐欺……、高齢者が引っかかりやすいと言われている詐欺の数々です。

さまざまな場所でこれらの詐欺の危険性が告知されていますが、いまでもこの詐欺に引っかかる高齢者が多数います。自分は大丈夫、引っかかるはずがないと思っている人がコロッと引っかかってしまうことがあるのは、なぜなのでしょうか(ちなみに、オレオレ詐欺にかかってしまう人のほとんどは50代以上で、女性が7割だそうです)。


そこには、高齢者特有の脳の働きが関係しているのではないかと思います。

それがオキシトシンの増加です。前述した通り、人とつながりを感じたときに出る脳内ホルモン「オキシトシン」は、高齢になると増える傾向にあります。**オキシトシンが増えると、人を信用してしまうため、オレオレ詐欺にだまされやすくなる**と言われているのです。

実際にこんな実験があって、オキシトシンの成分を鼻から吸ってもらうと脳の扁桃体《へんとうたい》の活動が抑えられ、相手を信頼し続けてしまうことが報告されています（通常、裏切られる可能性が高いとき、扁桃体が活性化して不安な気持ちになります）。歳をとるとだまされやすくなるのは、このオキシトシンが原因のひとつなのです。

さらにもうひとつ原因があります。「ポジティブバイアス（ポジティビティバイアス）」です。

ポジティブバイアスとは、ものごとをプラスの側面でとらえてしまうバイアス（偏った考え方）です。

20代～50代の人は、痛みと快感があると痛みのほうを重要視する傾向にあります。これが「ネガティブバイアス（ネガティビティバイアス）」です。若い人は、たとえば「1万円得する」という場合より「1万円損する」という場合のほうが感情が大きく揺さぶられます。要は損をしたくないわけです。これがネガティブバイアスです。同じことに高齢者は、「1万円損する」よりも「1万円得する」ほうが感情が大きく動きます。これがポジティブバイアスです。

高齢者は損失を回避する意識が薄れていき、プラスに目がいきやすくなっていきます。結果、だまされてしまう人も出てくるのです。

と言っても、冷静にさえなればだまされることはないのではと思う人もいると思います。そうなんです、高齢者でポジティブバイアスが強くなっている人でも、冷静さがあればだまされないかもしれません。そこは詐欺をする側もわかっていて、冷静な判断をできないように仕掛けてくるのです。

それが「感情に訴える」ことと「時間的切迫性」です。

冷静で論理的な判断をしにくくするために、オレオレ詐欺なら私情に訴え、料金請求詐欺なら誰でもありそうな少し後ろめたい感情に訴えてきます。また、締め切りを目前に設定し、時間的にも切迫した状態をつくります。

「早く判断しなきゃいけない」そんなプレッシャーがかかり、感情で判断したときに人は間違った判断をしやすくなります。そして、ポジティブバイアスが強い人ほど、より誤った判断をしやすくなります。

また、「早く振り込んでラクになりたい」という感情も生まれるそうです。

ではなぜ、年齢とともにネガティブな反応が薄れてくるのでしょうか。

その理由のひとつは先にも説明した脳の扁桃体にあります。ネガティブな出来事は扁桃体で反応が起きるのですが、その反応が高齢になるにつれ起きにくくなってくるのです。結果、ネガティブな感情が出にくくなります。

もうひとつが、高齢になるほど感情的に安定したいという意識が起きるためと言われています。

この意識が、実は「ガンコな老人」「わがままな老人」を生み出すこととも結びついています。

✓ 詐欺に引っかからないための方法とは

ポジティブバイアスが働くときは、2種類のパターンが考えられます。それは、「自己承認欲求が満たされている人」のパターンと、「自己承認欲求が満たされていない人」のパターンです。

自己承認欲求が満たされている人はどんなこともポジティブにとらえやすくなる傾向にあります。なので、いい面もたくさんありますが、詐欺に引っかかりやすいタイプでもあるので注意が必要です。

一方で、自己承認要求が満たされていない人は、何かが起きるとすぐに自分にフォーカスし、「自分が正しい」と考える傾向にあります。たとえば、**異常事態が起きているなど、周りが大変な状況でも、自分は大丈夫だと思えてしまう**、そういう楽観的なバイアスがかかります。

また、すぐイライラする人もこのタイプです。自分に対してのポジティブバイアスが強いため、他者が自分と違う考えだったり、自分の理解できないことをすると、すぐにイライラしてしまうのです。キレる老人も同じ構造です。

ガンコ、わがままな人は「自分が正しい」というポジティブバイアスがかかってしまっているのです。

こちらのタイプも詐欺に引っかかりやすいという点では同じです。実際に、銀行職員が多額の現金を下ろそうとする高齢者に声をかけても「自分の金をどうしようとあんたに関係ない！」と言われて防げないケースもあるそうです。

では、そうしたポジティブバイアスがかかる中で、詐欺にだまされないためにはどうしたらいいのでしょうか。

紙に「オレオレ詐欺に注意」と書いて、見えるところに貼っておくアドバイスもありますが、脳からすると、そういう貼り紙は見ていません。そこにあっても、目に入ってきません。

おすすめしたい方法が、「やっている姿の想像」です。

「高齢者がこれまでやったことがないことを実行するためには何が大事か」とい

う研究があります。その答えは「それをやっている姿を想像すること」でした。

具体的にはこういうことです。**頭の中で一度振り込め詐欺にあったときのことをイメージしてみる**のです。そして、ここがポイントなのですが、イメージしたときに、たとえば「振り込もうとしたときに、一回銀行に確認する」ようなことまで想像してもらうと、それだけでオレオレ詐欺に引っかかりにくくなるのです。

これを**私は「リハーサル効果」と言っているのですが、一度でもリハーサルをすると、脳はそれを実行しようとする傾向にあるのです**。

イメージすることは難しいことではないですよね。でも効果は絶大。イメージにはすごい力があります。お金もかからずすぐできることなので、ぜひ「やっている姿の想像」をどんどん活用してください。

老人の「ポジティブバイアス」が事故を引き起こす原因にもなる

「高齢者ドライバーの免許返納」は近年話題になっているテーマです。都市部であればともかく、移動手段が少ない地域では、車は生活の足でもあるので、ある年齢に達したからといって免許返納をするかどうかの判断はなかなか難しいと思います。また、高齢者が運転することで外に出る機会をつくれるなど、返納しないメリットも大きいという意見もあります。

実際に、高齢者ドライバーの事故が突出して多いわけではないのも事実です。

ただ一方で、事故を起こしてはいないけれど、事故になる寸前の危ない思いをしたという高齢者ドライバーも多くいるそうです。

この問題は、どうすべきかなかなか難しいのですが、ひとつだけ忘れないでほしいことがあります。それが、ここまで話してきたポジティブバイアスです。

「まだまだ自分の運転は大丈夫だろう」「自分が事故を起こすはずがない」、こういった思いの裏にはポジティブバイアスがかかっている可能性があります。**バイアスがあると認識したうえで、自分の運転を冷静に見つめ直し、事故になりそうなことがこれまでなかったかなど、バイアスを外す努力をして判断してください。**

「ポジティブバイアス」は、不安を解消したい気持ちから生まれることもあります。「ポジティブ」と聞くと、活発的で脳にいい影響しかないように聞こえるかもしれませんが、実は「ポジティブに考えたほうがラクだから」と脳が判断している部分もあるのです。

リスクに備えてネガティブに考えることはかなりの労力がいるので、脳には、ラクで、安心感もあるポジティブな方向の選択をしたくなるという性質があります。

ですから、ポジティブバイアスが「新しいことへの挑戦」を遮《さえぎ》る原因になることもあります。結局は、ポジティブバイアスとネガティブバイアスが存在し、そのどちらかに寄りすぎるのはよくないということなのですね。

バイアスが存在していることを認識しているだけでも、自分の考えや行動をいい方向に戻してくれるので、まずはそのことに気付くことが一番のバイアス対策になります。

「いいストレス」と「悪いストレス」を分けて考える

ストレスは体にも脳にもよくありません。そんなことは知ってるよと言うかもしれないですが、ストレスのマイナス効果は、あなたの想像以上かもしれません。

たとえば、**ストレスが多いと脳で炎症が起こりやすくなります**。脳に損傷が起きることもあります。よくストレスがたまると胃が痛くなると言いますが、胃だけではなく脳もダメージを受けています（もちろん体のほかの部位にも悪影響があります）。

ストレスがない状態をつくることは言ってみれば最強の健康法です。歴代世界最高年齢（没年122歳）のジャンヌ・カルマンさんは、喫煙を100歳を超えてもして、自分の好きなように生きてきたので、その分ストレスがなかったようです。

ストレスがないと、睡眠の質も全く変わります。睡眠の質は認知症にも直結するので、やはりストレスは大敵です。

ただ、すべてのストレスが悪者というわけではないのです。ストレスには「悪いストレス」と「いいストレス」があります。

「悪いストレス」とは、**不安や執着、怒りなど、マイナスの感情に支配されて起きるストレス**です。

「いいストレス」は、**新しいことに挑戦したり、運動で体に適度な負荷をかけることで起きるストレス**です。

この2つをまとめてストレスと呼んでいるので混乱しそうですが、分けて考えることが大切です。

「いいストレス」は意識的に生活の中に取り入れていったほうがいいものです。脳は軽いストレスを受けたほうが再生能力が上がります。運動をするのでもいいですし、新しいことに挑戦するのでもいい。これが認知機能を刺激して、脳を再生してくれます。

一日中ボーッとテレビを見ていると、ストレスはないかもしれませんが、脳は衰えます。修復機能も働かなくなるので、ストレスが「0」の状態は、いいこととは言えないのです。

また、飲酒をする人に朗報です。**お酒も軽く飲むことは「いいストレス」を与**

えてくれます。ですから無理をして禁酒する必要は、脳の観点だけで見ればありません。もちろん飲みすぎは「悪いストレス」になってしまうので、適量が大切です。

と言っても適量とはどのくらいかと思うかもしれないですよね。「いいストレス」というのも、程度がわかりにくいかもしれません。そんなときは次のようにして「いいストレス」かどうかを計ってください。ストレスのセルフ判断法です。

・ストレス0とストレス10（マックス）を10段階に設定する。

・いま感じているストレスがこの10段階のどこにあるかを決める。数値は自分の感覚で大丈夫です。すごいストレスならば「8」とか、この程度なら「3」とか。

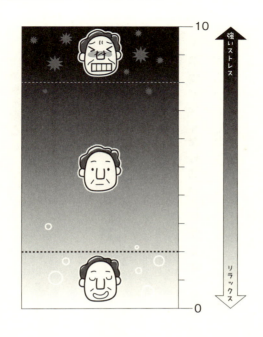

「いいストレス」はこの判断で「1〜2」にある状態です。「3以上のストレス」になると「悪いストレス」に分類されます。

では**「悪いストレス」を減らすには、どうしたらいいのでしょうか。**

悪いストレスとは、不安・執着・怒り・寂しさ・恐れ・悲しみなどが原因で起きるものと、病気や不調、過度の運動や睡眠不足などから起きるものとがあります。

病気や不調などが原因の場合は、やはりその元を治す必要があります。

一方で、不安や執着など、メンタル面の悪いストレスは解消方法があるので、それを紹介します。

悪いストレスの解消方法

不安の消し方

不安がなくなりスッキリするまで書き出す

不安は、準備ができていないとき、方法がわからないときに感じます。だから、不安をなぜ感じるのか、それをなくすためには何があればいいかを、思いつくままに書いていきます。不安の原因を特定することで、不安が消えていくこともあるからです。

▼執着の消し方
遠い場所に移動してみる

たとえば旅行に行ったとき、悩んでいたことがちっぽけに思えることがあります。私たちは執着している結果や人、出来事と距離をとると、その対象を客観的に見ることができます。これを「オーバービューエフェクト」と言います。**場所を変えると、「客観視」を司る前頭前野が活性化しやすくなるため、冷静に物事を見ることができるようになります**。

何かに執着しているときは、旅行に行ったり、普段と違う場所で1日過ごしてみることをおすすめします。物事を大局的に見たとき、執着していたものがとても小さく思えたりします。

▼寂しさの消し方

人とつながるのが一番ですが、それができないときは「自然や大好きなものとつながること」です。つながりは人間だけでなく、自然、動物、物、なんでもいいです。

特に注目されているのが、ガーデニングです。

ガーデニングは世界でも注目されていて、シンガポールでは孤独とうつを防ぐために高齢者にガーデニングを推奨しています。

ブリストル大学の研究で、土と触れ合うと、土の中にいる細菌がセロトニンの分泌を促進するため、幸福度が上がるとも言われています。また、ガーデニングは低強度の運動のため、長い時間無理なく動くことができ、若返り効果のあるサーチュイン遺伝子の活性化も期待できます。

▼怒りの消し方

2週間、利き手と反対の手を意識的に使ってみる（食事のとき、ドアを開けるとき、何かをとるとき、コップを持つときなど）。

怒りの感情は、脳の自制心を司る前頭前野の活動が衰えると抑えられなくなります。たとえば、大勢の前で怒鳴りちらすことがないのは、怒りが起こっても「大勢の前だから」と理性（自制心）が活性化して、怒りの気持ちを消してくれるからです。利き手と反対の手を使うということは、普段使っていない部分を意識して動かさないといけないため、自制心が鍛えられます。すると、怒りもコントロールしやすくなるわけです。

また、自制心は、感謝することや人を許す気持ちと関係しています。感謝や許す気持ちを常に持っている人は、突発的な怒りが少ないというデータもあります。

日頃、感謝の気持ちを人に伝えたり、感謝できることを何かに書き出すことも、怒りを消す方法としておすすめです。

老人になると依存傾向が起きやすい理由

高齢の両親と同居をしている人から聞いた話です。

「両親ともに、娘である私になんでも頼ってくるんです。同居を始めた頃はよかれと思ってなんでもサポートしていたのですが、自分たちでやれそうなことまでだんだん私に頼ってくるようになってきて……。娘に対する甘えもあると思いますが、あまりにも増えたので、最近は自分でやるようにと突っぱねることもあるんです」

こういった話はよくあることだと思います。

人間は環境に適応する生き物です。助けてくれる人がいると、ついつい頼ってしまい、できるだけ自分はラクをしようとしてしまうのです。

でも、そうやってラクばかりすると、脳の老化は明らかに進みます。なぜなら、**脳は「使わない機能はいらないもの」と判断する**からです。

脳を老化させないためには、自分でできることはできるだけ自分でやったほうがいいと思います。

電車に乗っているとき、高齢者に席を譲ることはマナーとしてはとてもいいことだと思いますが、ただ電車内で立っていられる高齢者は、立っているほうがいいときもあります。

電車の揺れの中で立っていることは、足腰や体幹を鍛えることもできるので、電車内トレーニングをしているくらいの感覚で、立っているほうが体にはいい場合もあるのです。

もちろん、理由があり立つことが難しい場合は、無理をせず譲ってもらうほうがいいと思いますが、一概に「高齢者だから座ったほうがいい」という考えは、高齢者にとってもマイナスになる可能性があります。

席を譲ってもらえると最初から思ってしまうと、脳がだんだんそのモードになっていき、そのうち電車で立っているのがきつい体になってしまうかもしれないからです。

依存傾向がある人は、自己重要感が満たされていないパターンもよく見受けられます。自分に力がないと周りが助けてくれる、みんな私のことに注目してくれる＝嬉しいという構図になってしまい、より周りに依存してしまうのです。中には理不尽に怒り出してしまう人もいます。

また高齢者ほどオキシトシンの分泌が増えるため、より人とつながりたいという気持ちが出ることも、依存傾向を強めるきっかけになることがあります。

加齢とともに何をするにも面倒になってきて、周りに頼れる人がいるとついつい頼ってしまうことがあります。

「ビンのキャップが開かないので、開けて」

「スマホの使い方がよくわからないので、代わりにやってもらえる？」

「買い物に行くのが面倒だから、代わりにスーパーに行ってきて」

ついつい頼んでしまいがちなことですが、安易に依存するのはよくありません。**依存していることを自分でできなくなるスピードが早まる可能性がある**からです。

脳はイメージにも反応します。

たとえば、「レモンを口に入れたところを想像して」と言うと、多くの人はイメージしただけで口の中に唾液が出てきます。

たとえば、花粉症の人がその日はくしゃみや鼻水が出ていなかったのに、「花粉症がきょうは出ていないな」とイメージしたとたんに「クション」とくしゃみが出てしまうなんてことも、あることです。イメージに脳と体が反応してしまうのです。

自分でできることはできるだけ自立してやることが脳にも、体にもいい影響を及ぼします。

第8章

老人脳にならない人間関係のつくり方

うなずいてもらうだけで脳は大喜び！

「会話」は、一見何気なくやっているように見えますが、脳から見ると高度な作業をしています。

相手はどういう意図を持っているのか、それに対してどう返すか、頭の中でかなり考えないといけないので前頭前野が活性化し、老人脳を予防できます。

特に、夫婦や家族など日常よく話す相手ではなく、友人や初めて会う人など、**より広くいろいろな人と会話をすることは、脳の視点で見れば「脳トレ」をしているようなもの**です。

逆に言えば、1日中部屋にこもり、誰とも話さないままでいると脳の老化は進みます。

✓自分のことばかり話していたら要注意！

共感脳が衰えて「人の気持ちを読む能力」が落ちてしまうと、人と会話をする場面で自分の話ばかりして、相手の話をほとんど聞いていない、相手に興味を示さないなどの特徴が出てきます。これは老人脳です。自分のことばかり話す人、いますよね。そういう人は要注意です。

もし、自分の話ばかりしてしまい、相手の気持ちを読んでいないなと気付いたら、それを直す方法があります。

「視線」に注目するという方法です。

自分の話をしている人の視線は、たいていの場合相手を見ているのではなく、相手と自分の間くらいを見ていることが多いです。相手をちゃんと見ないで話していることがほとんどです。

しかし、相手をちゃんと見ると、相手に意識が行きやすくなります。そうすると、相手のことを認知し、気持ちを読むこともしやすくなります。**視線を相手にしっかり向けることが「気持ちを読む」ことにつながる**のです。

ちょっとしたことなのですが、これだけで会話は変化します。

次に会話では、相手の話を聞くことも大切です。それも**ただ聞くのではなく、うなずきながら聞くと、脳が活性化します**。実際に私もよく講演会の参加者にやってもらうことがあります。私の話に対してうなずかないでいてもらう時間と、うなずきながら聞く時間をつくってもらいます。すると、うなずかずに聞いている時間は私の話があまり入っていかないのです。一方でうなずきながら聞く時間は、私の話が面白いように頭に入っていきます。これは、うなずくことで脳のスイッチが入って、自動的に相手の話を聞こうとするモードになるからです。

私たちは過去に「うなずく動作をするのは、相手の話を理解したとき」という体験をしています。すると脳はそのことを覚えていて、うなずく動作をした瞬間に、脳がいま言われていることを理解しようとするスイッチが入ります。うなずくことで脳が活性化するので会話や講演を聞くことが脳活になります。

また、うなずくことは、聞き手だけでなく話し手の脳まで活性化させます。

会話における「うなずき」の効果を調べた実験があります。うなずきロボットを使った実験です。人がロボットに向かって話しかけ、その都度ロボットがうなずきます。ロボットは、ただひたすらうなずくだけ。話はできません。そのときの話し手の脳の状態を調べました。

すると、驚きの結果が出ました。話し手の脳をスキャンして調べると、ロボットがうなずいてくれただけなのに、かなり活性化していました。また、**うなずくだけで相手の印象が4割も高まってしまう**という報告もあります。

人間は理解してほしい生き物です。だから自分の話を聞いてもらっていると思えるだけで脳が反応し活性化するのです。

人の承認欲求は世代を超えて、誰もが持っている欲求です。本当に承認されたかどうかわからなくても、「ただうなずいてもらうだけ」でも承認を感じ取ることができ、その相手がロボットだったとしても反応してしまうのが脳なのです。「あなたを理解しているよ」というサインになる「うなずき」は重要な脳の活性化につながります。

友だちがつくれない人への11の提案

内閣府のデータによると、60歳以上の約３人に１人は親しい友だちがいないそうです。これは世界でもかなり低いほうだそうです。

また、日本人の特徴として、同性の友だちが多く、異性の友だちが少ないという傾向もあります。


ここまでこの本で解説してきたように、人とのコミュニケーションは脳にとってとてもプラスな行為です。

「友だちはいらない」「人と話すのは苦痛」、そういう人には確かにかえってスト

親しい友人の有無（60歳以上・4カ国比較）

	日本	アメリカ	ドイツ	スウェーデン
同性の友人がいる	43.3%	29.7%	30.9%	29.1%
異性の友人がいる	1.5%	3.8%	2.8%	2.7%
同性と異性の両方の友人がいる	12.6%	50.7%	52.0%	48.0%
いずれもいない	31.3%	14.2%	13.5%	9.9%
わからない	8.8%	1.6%	0.5%	7.6%
無回答	2.5%	0%	0.4%	2.7%

内閣府「令和2年度第9回高齢者の生活と意識に関する国際比較調査結果」

レスになるので、無理をする必要はないと思いますが、「人と話したいけれど、なかなか友だちがつくれない」という人には、これから紹介する方法を友だちづくりの参考にしてみてください。

ポイントはいくつかあります。

ひとつは**共通項を見つけること**です。

友人形成の研究によると、人は同じ要素や似た要素「ホモフィリー」があると惹かれ合い、友人になりやすいことがわかっています。「類は友を呼ぶ」とはまさにこのことですね。英語ではこういうことわざもあります。Birds of a feather flock together.（同じ羽の鳥は一緒に集まる）

本来は、相手が異性でも、子どもでも学生でも社会人でも、同じ共通点があれば友だちになれるということを意味しています。

でも、多くの人は友だちというと、次のような定義をしているのではないでしょうか。

友だちは「同世代の同性」

この考えが、友だちをつくりにくくさせているひとつの要因です。

同世代、かつ同性の中から探そうとすると、すでに選択の幅が狭くなっています。特に日本人はこの傾向が強いです。

また高齢になればなるほど、同世代の人は亡くなっていくため、友だちをつくるという視点で見ると、同世代同性の友だちしかいないのは、さらにリスクがあります。

歳の差がある友人関係のことを、「エイジギャップフレンドシップ」と言います（歳の差カップルならぬ、歳の差フレンズ）。

欧米では増えているようで、音楽関係では、エルトン・ジョン（77）&ブルーノ・マーズ（39）なども歳の差フレンズとして有名です。

欧米では、この歳の差フレンズに拍車をかけているのが、SNSやインターネットの利用です。SNSで発信したり、インターネットなどで特定のコミュニティーに参加したりすると、世代を超えた交流を手軽に実現することができます。これからは、日本も高齢者ほどSNSが役に立つ時代が来るのではないでしょうか。

年下の友人がいる高齢者の特徴は、自分が相手よりも年長でも相手と対等に接する人が多いことです。私も20歳年上の友人がいますが、その人は最初に会ったときから私を年下と思って接するのではなく、敬語を使って対等に接してくれたのがとても印象的でした。人は上下関係で接することを嫌います。対等に接して初めて友だちと言えるのです。

自分が思っている友だちの定義を変更し、歳の離れた人、異性で友だちになれる人がいないか探してみると、意外と見つかるかもしれません。そのとき大切なことは、相手と対等に接することです。

異性の友だち関係が生まれやすいのは、「お互いにパートナーや恋人がいると

友人との会話内容（「する」と回答した人の％）

	男性	女性
健康関係のこと	77.2%	85.2%
日常のこと	65.2%	82.6%
趣味のこと	73.9%	67.8%
家族のこと	39.1%	60.4%
社会情勢	64.1%	38.9%
過去の体験	50.0%	36.2%
これからのこと	28.3%	43.0%
愚痴	22.8%	45.0%
仕事について	19.6%	17.4%

き」という傾向もあるそうです。パートナーがいない異性を、友だちではなく恋人候補、結婚相手候補ととらえる風潮があり、友だちになりにくいそうなんです。

上の表は、60歳以上の人の「友人との会話内容」をまとめたものです。**「健康関係のこと」がトップで、以下「日常のこと」「趣味のこと」「家族のこと」と続きます**。

健康関係が一番というのは、やはり誰にとっても共通事項だからです。病気のことや健康に関する情報は、友だちをつくるうえで格好のテーマになることを意識しておくのもいいかと思います。

ほかにはどんな友だちづくりの方法があるのでしょうか。

科学的な方法を11個紹介します。

1．お気に入りのお店を見つける（レストラン、居酒屋、喫茶店、バーなど）

2．散歩できるペット（犬など）を飼う

3．複数のコミュニティーに参加する

4．同窓会を開く

5．アルバイトをする

6．習い事を始める

7．ボランティアに参加する

8．友人に紹介してもらう
9．SNS、インターネットなどでコミュニティーに参加する
10．年代を超える
11．性別を超える

たとえば、70代の知人から聞いた話があります。いつ会っても幸せそうに生きている人で、自身も「幸福な人生」といつも言っているくらい、幸福度の高い人です。

彼が大切にしているのが、友だちをつくることだそうです。ホテルのバーやジャズ喫茶に一人で行っては、隣になった人と何気なく会話をして、友だちになることが多いそうです。初めて会った人と友だちになれることが喜びで、LINEやSNSを交換して、その後も気軽に交流できるのがとても楽しいと言っていました。

あちこちに心の友人がいると、もしも一人失ったとしてもつながりを保つことができます（貯金のようなものかもしれません）。

同じレストランに通う人は、同じ価値観を持っている可能性があります。お店のデザインや料理、サービスの特徴、店主の考え方などの好みが合いやすいので、仲がよくなりやすいのです。

ほかの方法もそうですが、**人は共通点が多いほど友だちになりやすい傾向があります**。共通点が1つよりも2つ、3つ、4つと多くなるほど、親近感もわいてきます。ですから、相手との共通点を探すことも大切です。そのためには、自分の話ばかりではなく、相手の話を聞くことです。「天気いいですね」だけでなく、たとえば、「昔はどんな仕事をしていたのですか？」「どうしてその仕事をしようと思ったのですか？」など、その人に関心を持って話を聞いていくと、自然と自分と共通する点が出てくることがあります。また、表面的な雑談よりも深い話をしたほうが幸福度が高まると言われています。

✓ 金銭感覚の一致も大切

同じ要素の中でも、特に「お金の価値観」は、友だちでいるうえで重要な要素です。

カンザス大学の研究でも、金銭感覚の不一致は、離婚の最も大きな原因であることがわかっていますが、それだけお金の価値観は長期的に親密な人間関係を築くうえで大切な要素なのかもしれません。お金の損得感覚のずれは、脳に大きなストレスを与えることも考えられます。

また、パートナーシップ（友人を含む）の研究でわかっていることがあります。それは、**お互いに補い合える相手ほど長続きする**ということです。同じ要素も大切ですが、違う要素もあったほうが長続きするということです。

友人でも婚姻相手でも、長続きする心のパートナーとなる人は

「**同じ要素**（安定を満たす）＋**違う要素**（刺激をくれる）」

ということになります。この２つの要素があって、最高のパートナー（友人）となるのです。

内向的な人がつながりをつくるにはどうしたらいいか？

友だちの大切さを書きましたが、一方で友だち付き合いをすることがストレスになる人がいるのも事実です。

無理をして付き合いをすることはマイナスの作用しかありません。

そもそも**人には、内面的才能と外面的才能とがあります**。

外面的才能は、自分の外側に意識を向けることが好きな人が持っている才能です。人とつながるのが好き、コミュニケーションすることが好き、そんな人が持っているのが外面的才能です。

内面的才能は、自分の内側に意識を向けることが好きな人が持っている才能です。科学者、アーティスト、職人などに多く、何かを深く掘り下げていくことを得意とする能力です。

外面的才能が高い人のほうが、老人脳になりにくい要素を持っています。つながりをつくっているとか、アクティブに活動しているなどがそれにあたります。

内面的才能がある人は、無理やり「人とつながる」ことをしようとすると、逆に脳にストレスがかかり、マイナス効果になることもあります。

では、内面的才能が高い、いわゆる内向的な人はどうしたらいいのでしょうか。

実は、方法はいろいろあるので、内向的な人もご安心を！　脳科学では、いろいろ面白い研究成果が出ています。

具体的にはこういうことをすると「つながり」を感じることができるようになり

ます。

- **ペットを飼う**
- **好きなキャラクター、好きな有名人などのグッズを買う**
- **自然と触れ合う体験をする**
- **自分の車に名前をつける**
- **愛用品にも名前をつける**

どうでしょうか、すぐにできることもあるのではないでしょうか。

「こんなことで人とのつながりと同じような感情を持つことができるはずがない」、そう思う人もいるかもしれませんが、想像してみてください。たとえば、フィギュアを集めている人は、フィギュアを眺め、話しかけたりしているときとても幸せそうです。愛犬に話しかけている人も、同じように幸せそうですね。

そうなんです。これまで何度も説明してきましたが、**脳は人でなくてもつながりを認識します**。理由は「脳の錯覚」です。

脳は、行動によって錯覚が起きます。動物や物に対しても、人に対するときと同じように行動することで、脳は人のときと同じように理解するのです。

さらにもうひとつ。脳は「物を人に見立てる」というバイアスがあります。たとえば、スマホなどで使う顔文字はただ記号を並べているだけなのに人の顔に見えますね。つまり、顔を見ている感覚になります。ですから、**つながりをつくりたいときは、物を人に見立てていく**ことも方法のひとつです。

物に名前をつけるのも、人に見立てる方法としておすすめです。パソコンやスマホに顔のシールを貼って自分だけの名前をつけてみるなど、物に人格を持たせるイメージです。

行動によって脳が錯覚すると書きましたが、この錯覚を活用し、生活を楽しくする方法がほかにもいろいろあります。

たとえば、旅行に行きたいのになかなか行けないときは、**テレビなどで旅行番組を見ながら、その地域の料理を食べると、脳は旅行に行った気になります**。

私も若い頃にやっていたのですが、テレビ番組の「料理の鉄人」(フジテレビ系列)を見ながら、コンビニで買ってきた弁当を食べていました。

「テレビの料理と自分の食べている弁当のギャップで、脳にとってマイナスに作用しないの？」と疑問を持つかもしれませんが、脳はギャップよりも同化を選ぶのです。

一方で、**オンライン飲み会のようなものは、脳の錯覚を生みにくい**ものです。オンラインの向こう側には実際の人間がいるので、主体が相手になってしまいます。そうなると自分と同化しにくいのです。むしろ、温泉宿の映像を見ながら日本酒を飲むというほうが脳は錯覚しやすいのです。

脳の錯覚をうまく使って、脳が喜ぶ工夫を生活の中に取り入れると、老人脳の予防になり、幸福度を上げることにもつながります。

人を嫌いになるきっかけの9割が匂いだった

男性は嗅覚の衰えが女性よりも速く、自分の匂いがわからなくなってしまうこともあります。実際にすごい加齢臭がしていても、本人は自分の匂いに気付いていない可能性があるので、注意が必要です。

ちなみに、若い女性特有のいい匂い（桃や花のような甘い香り）は「ラクトンC10」「ラクトンC11」という成分で、10代後半がピークで35歳でなくなってしまいます。男性の加齢臭（古本のような匂い）は「ノネナール」で、40歳頃から増加することがわかっています。

ある衝撃的な調査があります。東北大学の坂井信之先生が８００人を調査した結果、**「人を好きになるきっかけは見た目」「人を嫌いになるきっかけの９割は匂い」**だったのです。人と接するときは、まずは自分の匂いに気を付ける必要があります。特に高齢の男性は、加齢臭を意識していい香りをつけると友人ができやすいかもしれません。また、口臭も気にしたいところです。

いい香りがすることは、脳にもいいし、友だちや知り合いも増えやすいので一石二鳥です。さらに、いい香りはその人の顔の印象をよりよく見せる効果があると言われているので、一石三鳥です。

ちなみに女性も男性よりは少ないですが、40歳くらいから加齢臭が出始めます。最新研究で加齢臭ノネナールは肌にダメージを与えることもわかっているので、見た目の老化にもつながります。

一方で、50～70歳になっても加齢臭が出ない人が半分ほどいます。こういう人は「肌を清潔にしている」あるいは「抗酸化力が強い人」だと考えられます。ノネナールは、皮脂が酸化して発生する物質で、活性酸素が多い体質になると増えるからです。

加齢臭が発生しやすい部位は「頭」と「耳の後ろ」「お腹や背中」「首の後ろ」です。

では、加齢臭はどうやって防いだらいいのでしょうか。清潔にすることは大前提ですが、具体的な方法がいくつかあります。

・マイクロバブル浴をする

シャワー浴や湯浴よりも効果があることがわかっています。

・コエンザイムQ10を摂取する

実験の結果、65〜74歳の女性の加齢臭を軽減しました。

・家にいるよりも外に出る

在宅勤務のほうが出社するよりも1・5倍加齢臭が出ることが報告されています。

加齢臭は活性酸素がつくられることで起きるため、健康のバロメーターとしても活用できます。加齢臭が出る人は体が酸化しやすい人で、それは脳もダメージを受けます。過剰な脂質やアルコールはほどほどにして、抗酸化物質をたくさんとり、睡眠や適度な運動をすることで活性酸素を減らせば、加齢臭も減ってくるはずです。

第9章

老人脳にならない世界の見方

スーパーエイジャーの見ている世界

老人脳にならないために、「つながり」と「ストレスを遠ざけること」が大切なことはすでにお伝えしました。そのためにも、日々の人とのコミュニケーションはとても大切です。

しかし、どうやっても、「この人とはうまくいかない」「何かイラする」「一緒にいるとストレス……」ということはないでしょうか。このような状態が続いてしまうと、ストレスによって血圧も上がり老人脳が加速してしまいます。

ここでは、歳をとっても人とのコミュニケーションがうまくいく秘訣を伝授したいと思います。

コミュニケーションの７つの視点

1	他者視点と自分視点
2	時間の視点（過去への視点、現在への視点、未来への視点）
3	プラスの視点とマイナスの視点
4	論理視点と感覚視点
5	比較の視点
6	プロセスの視点と結果の視点
7	重視するルールと価値観の視点

それは、ズバリ……**コミュニケーションの７つの視点（世界）を理解すること**です。

話をしていて、「相手となんだか話がかみ合っている感じがしないな」とか、「通じ合えないのはなぜだろう？」と思ったときのヒントになるのが、この７つの視点です。

相手との会話でうまくいかないときは、**この７つの視点を考えて話すと、よりよいコミュニケーションが実現しやすくなります。**

さらに、自分にはどんな考え方のクセがあるか、相手にはどんな思考のクセがあるかを知ることもできるので、ぜひ活用してもらえたらと思います。

(視点1)他者視点と自分視点

「老害」と言われる人のコミュニケーション

伝え方が下手な人は、おおむね自己中心的に考える傾向にあります。

コミュニケーションがうまい人は、相手や周りのことも考えながら会話する傾向にあります。

あなたは、どちらに当てはまりますか?

たとえば、老害と言われる人や、年収や役職が高い人は、**自分視点**をとりやすい傾向があることがわかっています。自分視点とは、自分の目で見ているかのような視点です。こういう視点を持っている人は「自己中心バイアス（自己中心性バイアス）が強い人」です。バイアスとは、「偏った考え方」でしたね。

つまり、「自己中心バイアスが強い人」というのは、自分中心で考える傾向が非常に強い人のことをいいます。

また、ＳＮＳで正義を振りかざし、人を誹謗中傷する人にも自己中心バイアスが強い人が多いそうです。

自分と直接関係がない有名人のスキャンダルを取り上げて、徹底的にたたいている人は「自分の意見は絶対に正しい」という思い込みを持っていて、自分視点をベースに思考していきます。
クレーマーも同じです。
クレーマーには、自己中心バイアスで凝り固まった人が多いのです。
ちなみに、自己中心バイアスが強い人の特徴はこんなことがあります。

●自分の考えは「常に正しい」と思いがち
●人の話をちゃんと聞いていない
●視点が自分にばかり向いている。他者に視点が行きにくい

自己中心バイアスがやっかいなのは、相手を攻撃しているときに本人に悪気がないという点です。「自分は正しい」という見方しかできなくなっている状態なので、そうなってしまうのです。

そこを指摘すると、「相手がわかっていない」「相手が悪い」となってしまいます。コミュニケーションというものは、相互に意見交換や理解し合えたりすることでうまく成り立つものですから、前述のような考え方で人に接してしまうと、相手に負担をかけてしまうことは明白ですね。

もうひとつ、視点には「外から」自分を見ているような観察者視点もあります。観察者視点を持っている人は、自在に自分視点と、他者視点を行ったり来たりすることができます。

自分視点は観察者視点に比べて、より鮮明です。自己中心に見るほうが、自分事でわかりやすいので、どうしても自己中心バイアスは強くなる傾向にあります。違う視点から見るためには、そのためのトレーニングが必要です。

また研究結果で、自己中心バイアスにはこんな特徴があることもわかっています。

●バイリンガルの人は、自己中心バイアスが低い

バイリンガルとは、二カ国語を話せる人のことです。バイリンガルの人は自分の意見をハッキリ言う人が多いという印象があるかもしれないですが、実は自己中心バイアスが低いという調査結果があります。

その理由は、視点の固定化が起きにくいせいではないでしょうか。日本の視点、他国の視点。複数の視点を持ちやすい環境にいることが、自己中心バイアスを低くしている理由なのではと思っています。

ちなみに、自己中心バイアスが低くなると、対人ストレスが減る傾向がありま す。実際に世界のリサーチでも、**バイリンガルの人は、なんと認知症になる年齢が平均4～5歳ほど遅くなる**こともわかっています。

自己中心バイアスは環境によっても大きく変わります。**親として、自分の子どもと接するときだけ自己中心的になる人もいます。**家で妻に対してだけはそうなる人もいます。時と場合によって、切り替わることがあるのです。ですから、なおさら自分では気付きにくいものなのです。

環境によって大きく変わるということは、裏を返せば、自己中心バイアスは弱めることもできるのです。

自己中心バイアスを弱くするコツは、視点をいろいろな方向に向けることです。簡単にできそうなことですが、視点が固定してしまっている人は、そんなシンプルなことでも、実行するのに時間がかかることもあったりします。

✓ 自己中心的な人を手のひらで転がす方法とは

こんな相談を受けたことがあります。

「夫は性格が自己中心的で、自分のことばかりの人です。そんな夫をもっと他人のことを考えられる人に変えることはできないでしょうか？」

なかなか骨のある相談でした（ちなみにここでは、あえて「骨のある相談」としていて、「難しい相談」と言わないようにしています。理由は「難しい」という言葉を使うと、脳の機能がストップしてしまうためです。「難しい」という言葉はできるだけ使わないことをおすすめします）。

環境によって自己中心バイアスを弱めることは可能ですが、それには根気強い対応が必要になります。

そんなときに私がおすすめしたいのは、**相手の持っているクセをうまく利用する**という方法です。

自己中心バイアスをテコの原理のような感じで使うのです。

自己中心的な人は、ほめられると調子にのりやすい傾向があります。ほめられると天狗になってしまう人がいますが、あんな感じです。「俺はすごい」「俺は最高だ」みたいに。

そういう人に対して、真正面から「もっと謙虚でいるべき」などと話しても伝わりません。

こういう人の扱いに長けているのが、クラブで働いているホステスさんです。「あなたみたいな人に出会ったことないです」「すごいですね」というように、相手の自己中心バイアスを刺激してあげると、相手は「だろ？　俺すごいだろ？」という感情になってきます。

そうなった**タイミングを見計らって、お願い事をすれば、相手が何かをやってくれる可能性が高まります。**

相手を変えようとすると、対決する図式になってしまいます。ですから、相手の特徴を利用すれば、勝手に相手がこちらのニーズを読み取って動いてくれるのです。

特に自己中心的な人は、自分視点なので、人から命令されるのが嫌いです。命令された瞬間に「いや、俺のほうが正しい」と心が燃え上がります。
相手の特徴をうまく利用したほうが、賢い対応策になるのです。

（視点2）時間の視点
「なんかうまくいかない」は視点の固定化が原因

ある人からこんな相談をされたことがあります。

「医者からは運動しろと言われていますが、どうしてもできません。行動できるように、脳をうまく動かす方法ってないのでしょうか？」

歳をとると運動するのが面倒くさい。その気持ちはよくわかります。意志の力でどうにかしようとしても、そこまで意志は強くない。こんなときに役立つのが「時間の視点をずらす」ことです。

「運動したくない！」という感情は、視点が「現在」に向いています。

こういう感情が生まれてきたら、視点チェンジをします。「現在」にある視点を「未来」に向けてください。

「いま運動すれば、3カ月後には血圧も安定して活力にあふれた自分がいる」

これが、「未来」に視点を向けることです。

病気になったときも、「退院したら、こんなものを食べたい」と考えるとか、病気が治ったときのために、旅行に行く予定を立てておくと早く回復するとよく言われますが、これはとても理にかなっています。

食べたいものや旅行の予定は、未来の視点です。未来の視点を持ち、より具体的に**「ちょっと先のよいイメージ」**をすることが病気が回復しやすい人の特徴です。

ちょっとした先の未来に視点を向けられれば、健康的な習慣を続ける成功率は上がるはずです！（もちろん、無理にではなく、「やりたい！」と思ったときにやることが大切です）

この視点の移動は練習が必要ですが、まずは意識して少し先の未来を想像するだけでも、考え方や行動が影響を受けることがわかっています。

また、やってしまったことに対し、後悔をすぐしてしまう人は「過去」に視点が行きやすい人です。

「あ～、なんで失敗してしまったんだ。自分はなんでこんなにダメなんだ……」

これは、完全に過去視点。これだとストレスが大きく、脳もダメージを受けます。

でも、失敗を活かせる人もいます。

健康だけでなく、人間関係でもうまくいく人に多い特徴ですが、彼らは、過去、未来、現在と3つの視点を持っています。

「あ～、失敗してしまった。この失敗をくり返さず、未来がうまくいくためのきっかけにしよう！　そのために、いまから何をしたらいいかを考えよう」

どうでしょうか。過去、未来、現在と3つの視点で失敗をとらえています。

うまくいく人は、過去、現在、未来とすべての視点を持っています。

一方で、うまくいかない人の多くが、**視点が固定化**しています。

さて、ここから伝え方の話に戻ります。

視点が固定化している人に何かを伝えるときには、注意が必要です。

あなたが伝えたことが、相手の固定化された視点で「変換」される可能性があるからです。こんな感じに。

あなたが伝えたこと

←

変換ボックス

（相手の固定化された視点）

←

変換されて違う意味で出てくる

視点が固定化している人（うまくいかない人）は、こんな人たちです。あなたの周りにいませんか？

●何度説明しても、理解してくれない人
●お願いしたことを、しょっちゅうスルーする人
●伝えたことをそのときは聞いているけど、すぐに忘れてしまう人

なかなか伝わらない人がいると思いますが、こういう人の多くが「固定化した自分の視点だけで理解したり、解釈したり、認識したりしている」という特徴があるのです。

あなたが伝えたいことは、「変換ボックス」を経由して意味が変わり、相手が理解したいように理解されていきます。相手の理解は、あなたが伝えたかったことと外れているかもしれないですし、全く違う理解になっていることもあります。

6人くらいで伝言ゲームをすると、最後は全く違った内容になってしまうのですが、これは認知のズレが起きているからです。

だからこそ、相手の世界を知るためにも「7つの視点」を理解し、相手がどの視点で固定化されているかを考えながら伝えていけば、歳をとってもコミュニケーションはスムーズになっていくことが期待できます。

（視点3）プラスの視点とマイナスの視点
「なんとかなるさ」と「石橋をたたいて渡る」は、どちらも不正解

たとえば、こんな視点の差も、コミュニケーションがうまくいく人といかない人の違いです。

もう昔のことかもしれませんが、あなたの学生時代を思い出してください。長い夏休みも後半に差し掛かったとき。

「あ〜、もう少しで夏休みが終わってしまう。もっと夏休みが長ければいいのになあ〜」

と思うか、

「ここまでたくさん楽しんできたし、まだ残りの夏休みもあるので思いっきり楽しもう」

と思うか。

あなたは、どちらのタイプでしたか？

私は、以前は完全に前者のタイプでした。

残りの時間に意識がいって「夏休みも残りわずか」と残念な気持ちになっていました。

これは、世界を理解する7つの視点の3つめ。プラスの視点とマイナスの視点の話です。

●プラスの視点が強い　↓　楽観主義、ポジティブバイアス

●マイナスの視点が強い　→　悲観主義、ネガティブバイアス

半分のコップの話をご存じでしょうか。

コップに水が半分入っている。このときに、「もう半分しか入っていない」と思う人と、「まだ半分も入っている」と思う人がいます。

これはマイナスの視点が優位か、プラスの視点が優位かの違いです。

プラスに注目しやすい人は、楽観的な人が多いです。「なんとかなるさ」のような精神です。プラスの視点を持っている人からすると、マイナスの視点を持つ人のことが理解できません。

「なんで、そんなにネガティブなんだろうか」「なぜ、過去の失敗体験に囚われてばかりなんだろうか」「なんで、いつまでたっても行動に移さないのだろう」「な

んで、くよくよしているんだろう」……。

プラスの視点が強い人はこう思いがちなのです。

プラスの視点の人が、マイナスの視点の人にストレートに考えを伝えても、なかなか通じなそうというのは、イメージできるのではないでしょうか。逆もしかりです。

妻と夫の視点が違うと、夫婦間の会話で、こんなことが起きるかもしれません。

妻はプラス視点の人。夫はマイナス視点の人です。

妻　「（ちょっとハイテンション気味で）見て！　この雑誌に特集されている温泉宿、料理もお値打ちで最新の足湯施設もあるんだって。久しぶりに出かけましょうよ！　オープン記念の特典もあるんですって！」

夫「オープンしてすぐは、人が殺到するから、そんなに楽しめないかもよ。人がたくさん来るのがわかっているから、料理だって本当はもっと安く食べられるんじゃない？　足湯も、人が多いとゆっくりつかれないかもよ」

こんな感じで、お互いの頭の中は全く違うので、理解し合うことは難しい状態です。せっかくの楽しい提案が台無しになってしまうだけでなく、ひょっとすると、ケンカの原因になってしまう可能性もあります。

では、**視点が違う人同士がうまくコミュニケーションをとり合うためにはどうしたらいいのでしょうか？**

プラスの視点を持っている人からしたら、マイナスの視点の人のことが理解できないかもしれません。

マイナスの視点の人からしたら、プラスの視点の人のことが全くわからないかもしれません。

そこで大切なのが、**「相手の頭の中」を想像してみること**です。

なぜ相手はマイナスの視点を持っているのか、なぜ相手はプラスの視点を持っているのかを。

たとえば、マイナス視点の人の頭の中をこんなふうに想像します。

「マイナスの視点を持っているのは、人が多くて時間がかかることや、高齢のため、人混みの中でインフルエンザなどに感染する恐れがあることが嫌なのかもしれない。であれば、少し時期をずらして伝えたほうがよさそうだ」

「マイナスの視点を持っているのは、料金が高いと過度に心配しているからかもしれない。であれば、インターネットで調べて、３カ月後と比べると、今回のオープン料金がどれくらいお得かを伝えたほうがいいかもしれない」

こんなふうに、相手の頭の中をできるだけイメージすることで、コミュニケーションの糸口を発見できるはずです。

相手がどういう世界を見ているかを想像することは、コミュニケーションをうまくとる秘訣です。

ちなみに、ネガティブな視点の人にはマイナスのイメージがあるかもしれませんが、研究ではそうでもないことがわかっています。

現在、科学界では「健康的な神経症」という人が注目されています。

このタイプの人は、物事をマイナスに見る神経症傾向と、物事をコツコツと積み重ねる誠実性が強い傾向にあります。このタイプは、将来の健康を考えて不安になり、その対策として健康に備えるため、歳をとっても健康状態が非常によいそうです。

実際に、喫煙や薬物の使用率が低くなり、炎症やガンなどを引き起こす炎症性サイトカインの値も低く、人生を通して健康的に過ごせる傾向にあります。

また医者や弁護士も、ものすごく楽観的な人は成功しにくいそうです。

マイナス面ばかりを見ている人は、石橋をたたいて渡る人に見えるかもしれませんが、経営者でも長年にわたり着実に売上を伸ばし続ける人は、このタイプかもしれません。

「マイナスに見る力」は個性であって、長所としても見ることができるのです。

✓ プラスとマイナスが拮抗しているのが、よい視点

一方で、コミュニケーションでNGなのは、**相手を責める思考**です。

「なんでマイナスの視点を持っているんだ。なんでわかってくれないんだ」

「マイナスの視点を持っているからダメなんだ」

これは相手の頭の中を無視して、自分中心の思考になっている状態です。

こうなると、視点の違う人同士のコミュニケーションはうまくいきません。

ちなみに、**プラスの視点とマイナスの視点は、同じ人でも年齢によって変化します。**

小さい子どもは、もともとマイナス視点が強いと言われています。親とちょっ

とてもはぐれたら泣き出してしまったり、学校でちょっとしたことで不安を感じたり、子どものほうがよりその傾向が強いですよね。

これには明確な理由があります。

子どもが親と離ればなれになってしまったらどうでしょうか？　一人では生きていけません。そこで進化の過程で、子どもはマイナスの視点が強くなっていったと考えられています。生存本能なんですね。

小さいときは怖がりでよく泣いていたのに、大人になったらプラスの視点が強くなって、起業したり、登山家になったりするケースもあります。

このように、年齢や環境によっても、視点は変化していきます。

このプラスとマイナスの視点ですが、プラスの視点がいいことで、マイナスの視点が悪いことのように思えるかもしれないですが、実は**どちらかに偏りすぎるのは危険**です。

プラスのほうばかり見ている人は「ポジティブな人」と見られてよいイメージがありますが、**ポジティブに偏りすぎている人のことを「ポリアンナ症候群」と呼びます。**

「ポリアンナ症候群」の人は、マイナス面を見ない人、夢ばかり見ている人とも言えます。

地に足がついていないとか、現実に合っていないようなことばかりしている人、たまにいますよね。さらに、楽観的すぎると詐欺にまであってしまうかもしれません。

一方で、石橋をたたいても渡らないくらいにマイナス面ばかり見ている人も、うまくいきません。

大切なのはバランスです。私は**「ダブル思考」**と呼んでいるのですが、プラスの視点とマイナスの視点の両方をバランスよく持っているのが一番です。

言ってみれば、「現実的な楽観主義」という感じでしょうか。どちらの視点も持っている人が一番うまくいきやすいのです。

✓ 日本人はマイナスに考えやすい遺伝子の持ち主？

「アメリカやヨーロッパの人は、なんとなくプラス思考の人が多い印象がある」

そんな話を知人がしていました。この印象、実は半分くらいは合っています。

正確な理由はわかっていないのですが、大きく分けると、**アメリカやヨーロッパの人のほうがプラス思考が強く、アジアの人のほうがマイナス思考が強い**と言われています。

アジア人には、心の安定を感じさせるセロトニンを運ぶ遺伝子に一部変異が入っており、欧米人と比べるとセロトニン量が少ないからという説もあります。

ただし、マイナスに考えてしまう性格は遺伝が半分くらいと言われていますので、そういった遺伝子を持っていたとしても、**教育や環境によってプラス思考に育つことも十分ありえます。**

ちなみに、アジア人でもアメリカやヨーロッパでの生活が長い人は、プラス思考が強くなると言われています。

バイリンガルが、英語を話しているときと、日本語を話しているときとで性格が変わるのは、周りの環境や脳の使っている部分が変わるからです。

そのような視点で見ると、東京と関西の人でも、話す言葉が違うことで視点の変化が生まれている可能性があるかもしれません。

大阪出身で東京在住の人に聞いてみたことがあるのですが、大阪弁で話すと、東京にいるときでも自分の性格が変わっていると感じることがあるそうです。

「大阪弁を使うと、人と仲良くなりやすい感じがするんですよね！　逆に、標準語を使っているときは、なんとなく人との間に距離を感じる気がします」

マイナス思考の人は、プラス思考になりやすい方言（地元の言葉）や、外国人になったつもりでしゃべってみると、気持ちが前向きになって、プラス思考の人とコミュニケーションがしやすくなるかもしれません。

人にお願いを聞いてほしいときのマル秘テクニック

人と円滑なコミュニケーションを図ろうとするとき、大切なことがいくつかあります。相手にわかりやすい言葉を使ったり、考えを整理してから話すのが重要なことは当然ですが、それだけだと「伝わる」にならないことがあります。

ここで、老人脳にならないためのコミュニケーション術で重要なポイントをひとつお伝えします。

●相手の脳の状態が、話を受け入れやすい状態になっているかどうかを把握する

ただこれだけです。

どん底気分で落ち込んでいるときに、いくら正論を言われても、全く頭に入らないことはないでしょうか？

トイレを我慢しているときに、人の話を聞いていても、頭に入ってこないことはないでしょうか？

そうなんです。**正しく「伝わる」ためには、相手が情報を「受信できる状態」であることがとても大切なのです。**

相手が「受信できる状態」を生むためにはコツがあります。
それは、「相手が自分でコントロールできる状態をつくる」ということです。

●自分でコントロールできる状態　↓　ポジティブバイアスが高まる（受信しやすい）
●自分でコントロールできない状態　↓　ネガティブバイアスが高まる（受信しにくい）

車の運転をするときをイメージしてみてください。

自分が運転席にいるときは、自分が車をコントロールできる状態です。なので、自由を感じて、物事を前向きにとらえやすい（ポジティブバイアスが高まりやすい）状態になります。

一方で、もしもあなたが、知らない人が運転する車の助手席に座っている状態はどうでしょう？　これは、想像するだけで恐ろしいですが、まさにネガティブバイアスが高まりやすい状態と言えます。他人の運転のほうが「危ない！」とハラハラしたり、「運転が下手」とイライラしたりするのも同じで、自分でコントロールできないとマイナスな気持ちになりやすくなります。

この特性を知っておくと、いろいろなことに応用ができます。

たとえば、パートナーに家事を手伝ってほしいとお願いするとき。以下の場合だと、どちらのほうが前向きにやる気をもってやってくれるでしょうか？

1　細かく指示を出して、100％忠実に実行するようにお願いした場合

2　気を付けてほしいポイントだけを共有し、具体的なやり方は相手に任せながら、「わからないことがあったら助け舟を出すから」と伝えてお願いした場合

想像がつくと思いますが、1のお願いの仕方だと、相手のネガティブバイアスが強まる可能性があります。「やらされている」「言われた通りにやればいいんでしょ」というように、嫌々やってしまう強制的な作業になってしまうからです。

一方で、2の頼み方をしたらどうでしょうか？　自主的に考えてできることで、ポジティブバイアスが強まっていきます。

よく観察をしてみると、友だちができやすい人や、夫婦関係が良好な人は、「相手が自分でコントロールできる状態」でコミュニケーションする達人ばかりです。

私もスーパーエイジャーにたくさんお会いしてきましたが、インタビューしている私に、「そんな細かい表現は気にしなくていいから、あなたの好きに書いてね〜」と言ってくれる人が多くいました。

命令ではなく、相手に自由を与えるコミュニケーションは、人を心地よくさせ、人間関係も充実させていくのです。

（視点4）論理視点と感覚視点

心地がいい相手は、視点が似ているせい!?

論理的な視点を持つ人と感覚的な視点を持つ人。

あなたはどちらのタイプですか？

言い換えると、「論理思考の強い人」と「感覚思考の強い人」。これも脳の特性と結びついています。

買い物に行ったときに、ついつい余計なものを買ってしまう人と、計画通りのものだけを買う人。

旅行に行くときに、行き当たりばったりな旅が好きな人と、予定をきっちり決めて、それを実行していく旅が好きな人。

誰かと買い物や旅行に行ったときにケンカになってしまうのは、この2つの異なるタイプの思考を持った人同士がぶつかるからです。

仕事でも、夫婦でも、友だち付き合いの中にでも、両タイプの人がいると、もめごとになる可能性を秘めています。

論理思考を持っている人は、脳の前頭前野を中心とした、理性や効率化を行う部分がより発達していることがわかっています。

一方で、直感を含む感覚思考が強い人は、脳の中の「デフォルトモードネットワーク」という自己理解や他者理解、創造性を司る部分が発達しています。

多くの人は、論理的に考えることが正しいと思っているかもしれませんが、実はそうではありません。

与えられる情報が数個と少ないときは、論理的に考えたほうが正しくなります。一方で、与えられる情報が12種類になると、論理的に考えたグループよりも直感で考えたグループのほうが、商品を選ぶ際によい選択をすることがアムステルダム大学の調査で報告されています。

また、「アメリカン・アイドル」という米国で人気のオーディション番組があるのですが、こんな実験があります。まず、実験の参加者を理性で考えるグループと、直感で決めるグループに分け、誰が優勝するかを予想してもらうのです。

その結果、理性で考える人の的中率は21%だったのに対し、直感で決めた人はなんと、的中率が41％にもなりました。これは、「感覚的なお告げ効果（Emotional Oracle Effect）」と名付けられています。

こうした感覚に基づく成功体験は、私たちも日常的に体感しています。

たとえば、初めて会った人と話すとき、言葉はいいことを言っているのに、「この人、何か怪しい」と感じたことはないでしょうか。あとになって人に話を聞いてみると、実はウソを平気でつく人だったり、評判が悪い人だったり、という体験があるかもしれません。

これは、過去に出会った人たちの情報を脳が覚えていて、こういう特徴を持っている人はウソをついたり、人をだましたりする傾向があるというデータベースから正しい情報を検索してくれるからです。

ですので、たくさんの人と会った経験のない子どもは、目の前の相手が本当はどんな人かを正しく判断することができません。「あの人とは、仲良くなれそう」と感じるのも、それは私たち一人ひとりの経験の蓄積から下された認知、感覚思考と言えるものです。

✓思考の似たもの同士は相性もよい

私は以前、国家公務員だったのですが、当時すごく話がわかりやすい先輩がいました。

その人と一緒に仕事をしていると、説明を聞いているだけで、こういう順番で話すとよりわかりやすいんだなと思うことが多々ありました。

テレビやYouTubeなどの動画でも、話がわかりやすい人がいますが、多くが論理的で理にかなった順番で話しているため、脳が理解しやすいと感じるからです。ですので、**話のうまい人の映像を見ているだけで、論理的な能力を養うことができます。**

人それぞれがどういう思考（バイアス）を持っているかによって、人間関係はかなり左右されるのです。

相性がいいと思う人は、思考が似ていることがよくあります。

価値観が合うというのも、実はバイアスが似ていることがそう感じさせているケースがあります。

とはいえ、バイアスの種類は多岐にわたります。現在、わかっているだけで

200種類以上のバイアスがあると言われています。これだけあると、自分にはどんなバイアスがあるかを正確にわかっている人はほぼいません。

なので、付き合ってみてから思考のズレが生じることが多いのです。

自分の思考はどんなものであるか、相手の特徴的な思考は何か？　これは観察していくしかありません。

自分と相手のタイプを知ることで、コミュニケーションの質は大きく上がります。

（視点５）比較の視点
比較を使うと「気付く力」が上がる

「人と比べるのはよくない」

そんなことを、小さいときから教わってきました。

比較というのは、ネガティブなイメージで使われることがあります。

人と比較するのがよくない理由は、「人にはそれぞれのよさがあるから」ということや、比較することで自己肯定感を下げたり、逆に上げすぎたりするのもよくないと思われているからです。

確かに、自分と人を比較することでコンプレックスを感じたり、くやしい思いをしたりすることはあると思います。

でも、比較することは悪いことばかりではありません。

比較のよさ、それは「相手が大切にしている価値観が明確になること」です。相手に比較させることで、その人の価値観や見ている世界がより見えるようになるのです。

比較を活用したもののひとつに、日本酒の利き酒があります。日本酒を比較することで、それぞれの味の違いがハッキリします。

以前、60代の人でゴルフ好きの人がいたので、なぜゴルフがそんなに好きなのか聞いたことがあります。

するとﾞ、その人は少し悩んだような顔をして、こう言ったのです。

「ゴルフがなぜ好きなのか考えたことがなかったです。なので、なんで好きなのか、自分でもハッキリしませんね」

好きなことは、理屈ではなく感情で好きなので、確かにその理由を自分なりに分析している人は少ないかもしれません。

そこで私はこんな提案をしてみました。

「たとえば、ゴルフとゲートボールを比較すると、ゴルフの好きな理由を見つけられるんじゃないでしょうか？」

さっそく、その人は比較を始めました。

彼はゲートボールがあまり好きではなかったので、より比較がしやすかったと言っていました。そして、比較からはっきりしたことがわかりました。

「比較することで自分が好きなことが何かがよくわかりました！　私が好きなのは『自然に触れられる』『風向きや天候などを予想できる楽しさ』『ウェアでおしゃれができる』という要素でした。これからはその部分をより意識すると、もっとゴルフが楽しくなりそう！」

自分でも気付いていなかったことに、比較を通して気付くことができたのです。

比較はさまざまな場所で使われています。

最近は減っているのかもしれませんが、以前はアメリカの広告ではよく比較広告がありました。競合する他社の製品と自社の製品をお客さんに体験してもらい、どちらがいいかを目隠しして選んでもらうというタイプの広告です。

なかなか刺激的な手法なので、日本のCMで行われることはほぼないと思いますが、これも比較をすることでどちらが優れた製品かをハッキリさせるというものでした。

✓ 相手の考えは、聞いてみないとわからない

以前、私が提供している才能診断のサービスに対して、料金が高いと主張するお客さんがいました。

料金は約3万円です。90分ほどかけて対面で分析を行い、その人が気付いていない才能を明らかにしていくものです。

私自身は科学者ですが、国から研究費をもらって特定のリサーチを行う大学に

は所属せず、会社として自由に研究を行っています。そのため、研究費を会社として得なければならないため、ノウハウを提供することで会社として研究資金を得ています。

私自身、海外に渡航して情報を得たりと、これまで投資してきた膨大な知識で作成しているプログラムなので、講演会や個人コンサルなどの料金と比べるとかなり割安な金額だと思っていました。

しかし、そのお客さんは「高い」と言うのです。そこで、勇気を出して聞いてみました。

「高いと思われるんですね。わかりました。思われるのはしょうがないと思うのですが、今後の参考のためにも、ぜひお聞きしたいことがありまして……、なぜ高いと思われましたか？」

するとと、生涯忘れられないような意外な一言がとんできたのです。それはこんな言葉でした。

「西先生、牛丼だったら何杯食べられると思いますか？」

「？？？？」

なんと、その男性は牛丼と比べることで高いと思っていたのです。10年前のことで当時、牛丼は一杯２８０円でした。

牛丼と比べると高い。

しかし、牛丼と才能では、全くジャンルが異なります。

牛丼が好きなのはもちろんいいのですが、才能を理解するための診断と牛丼は全く別物です。

診断では、1回の体験でその後の人生の方向性を明確にし、自己肯定感も高まり、仕事の適性やパートナーとの相性までわかるため、生涯の人生の質が上がっていく価値を提供しています。

何と比較しているかは頭の中で行われていることです。言葉には出てこないかもしれません。

「相手はなぜそんなことを言うんだろう?」

そう思うときは、**相手の頭の中で、何かと比較していることがあるのかもしれません。**

ここで大切なのは、何と比較してそう考えるのか、お互いに意見を共有することです。

それが他者理解につながり、コミュニケーションの質が高まっていきます。

（視点６）プロセスの視点と結果の視点
「ちゃんとする」の認識のズレは、こうして起こる

以前、こんな相談をされたことがあります。

「前の病院の先生は『プロセスが大事だから、とにかくコツコツとリハビリをし

てほしい』ということをよく言っていました。でも、いまの先生は結果重視。『どんなに努力をしても結果が出ないならば、その努力は無駄だし、評価もできない』と言うんです。どちらの考えが正しいんでしょうか？」

これは前の先生と、いまの先生の脳の特性が違うことが原因です。

似たような相談をほかでも受けたことがあるのですが、そのときは、こんな悩みでした。

「夫は、部屋を掃除するときに、目につかない細かい部分まで掃除機をかけないと嫌なタイプで、時間をかけて『ちゃんと』掃除しないとダメなんです。でも、私は真逆のタイプです。細かく掃除しても、すぐにホコリは落ちるから時間の無駄。とにかく、短時間でもこまめに掃除することが『ちゃんと』掃除することだと思っています」

どうやら、二人とも、考え方が違いすぎて、どちらが掃除しても、相手の掃除の仕方に不満を持っているようでした。

この場合、**どちらが正しいということではありません。脳の特性が違うのです。**言ってみれば、「ハンバーグが好きか、ラーメンが好きか」の違いと同じようなものです。

でも、いざ全く違うタイプの人と出会ってしまうと、この特性の差がトラブルを生み出したり、仲たがいの原因になったりすることがあります。

どちらのタイプも**「ちゃんと掃除をする」ことを実現したいと思っています。**

でも、「ちゃんとする」とはどういうことかという認識にズレがあります。

プロセス重視の視点の人は、「一つひとつを丁寧に、しっかりとやっていることが、ちゃんとしている」という認識。

でも、結果重視の視点の人は、「時間をかけず効率的に成果を出せることが、ちゃんとしている」という認識。

こんな違いが生まれるのです。見えている世界が全く違います。

それでは、夫婦や子ども、きょうだいや親せきなどでプロセス重視の人と結果重視の人が両方いる場合は、どうしたらいいでしょうか（できれば脳の特性が違う人同士で一緒にいないほうがいいのですが、それは現実的ではありませんよね）。

方法はあります！

それは**「プロセス重視型の人に、作業を優先してやってもらう」**のです。

結果重視型の人が作業を担当すると、辛いことばかりになる可能性があります。早く終わらせたい（結果を得たい）のに、細かい作業をいくつもこなさないといけないからです。掃除でいうと、「パッと見がきれいになっていれば、それでよし！」という価値基準で作業をしてしまうと、あとになってプロセス重視型の人に、「これだけしかやってないの？」などと言われることがあるかもしれません。

ですから、一番よい方法は、得意な人にその役割を渡すことです。すべての作業をやってもらうことは大変だと思いますから、特に細かい作業が必要なことはプロセス重視型の人に任せるのです（たとえば、掃除でいうと、エアコンの掃除、洗車などが該当します）。

私自身もエアコンの掃除をするときは、妻にはお願いせず、自分でやることがほとんどです。私は科学者ということもありますが、細かい作業をすることがとても好きだからです。面倒な作業を時間をかけてすることで、妻から感謝されることもあります。

私たちは、自分のタイプと違う行動をしているとき、大きなストレスを感じます。

計算が苦手な人が、経理の仕事を何年もしたら気がおかしくなってしまうように、ストレスを感じないためにも、なにかに取り掛かるときに**自分とは真逆のタイプの人がいる場合は、ぜひ、お互いの得意分野を活かせる役割分担をしましょう。**

いくら表面的な言葉を駆使しても、こうしたお互いの「視点のクセ」の壁を乗り越えることは簡単ではありません。

相手の視点のクセを知り、自分とのズレをどうなくしていくか、そこがコミュニケーションがうまくいくポイントになります。

（視点7）重視するルールと価値観の視点

人が変われば「あたりまえ」も変わる理由

脳の特性の違いが「わかり合えない」を生むケースはほかにも多数あります。

たとえば、**価値観の違い**です。

「価値観の違いで離婚しました」

芸能人の離婚会見でこんなコメントを聞いたことがありますが、価値観のズレは確かに「わかり合えない」という感覚を生みだしています。

たとえば、時間に対する価値観のズレ。

「時間を守るのはあたりまえか、そうじゃないか？」

この質問に対して、あなたはどう答えますか。

時間を守るのはあたりまえのこと。そう考える人が多いかもしれません。

でも、これはみんなに共通する価値観ではありません。

訪日外国人に日本のどこがすごいかというインタビューをすると、よく出てくるのが「日本の交通機関は時間通りに動いていてすごい」という話です。

これは裏を返せば、世界の交通機関では、「時間通りに動かないのがあたりまえ」ということです。


実際に私も以前、ローマからナポリまで旅行したときに、ローマのテルミニ駅で待てども待てども電車が来ませんでした。何かトラブルがあったのかと心配になりましたが、その後、あたりまえのように電車が遅れてきました。こんなに遅れが出て、どうやって交通網が成り立っているのか、不思議に思ったことがあります。

これは世界と日本の比較ですが、同じ家族、同じコミュニティの中でも、価値観の相違は起きています。

「時間を守らなければいけない」と強く思っている人と、そうでない人が一緒にいるとやっかいです。

時間を守らなければいけないと思っている人は、「時間内にやるべき」という判断基準です。

一方で、時間をそこまで守らなくてもいいと思っている人は「いまやらなくてもいい、遅れてもいい」という判断基準です。どちらも自分にとって「正しい」こと。

この**「正しいこと同士」のぶつかり合いが争いを生んでいきます。**

価値観はその人が生きてきた中で獲得してきた考え方です。なので、正確に言えば価値観が同じ人は一人もいません。１００人いれば、１００通りの価値観があります。

でも、私たちはついつい、自分の価値観を相手に押し付けてしまうことがよくあります。なぜそんなことが起きるかというと、自分の価値観が「正しい」と思ってしまうからです。

でも、正確に言えばその価値観は「正しい」のではありません。ただ、自分にとって「好きだな」と思える価値観、「しっくりくる」価値観だったりします。

×　自分の価値観　＝　正しい価値観

○　自分の価値観　＝　好きな価値観、しっくりくる価値観

正しい価値観だと思っている人同士は対立するため、お互いに争いに発展しやすくなります。しかし、お互いにそれぞれが好きな価値観を持っていると思える同士だと、そこまで争いを生みません。言ってみれば、

「ハンバーグが好き」

VS

「カレーが好き」

みたいな争いは生まれにくいということです。

ハンバーグが好きなのも、カレーが好きなのも、好みだし、人それぞれって思えますよね（でも、時々好きなものが同じでも争いが生まれることもありますが。たとえば、好きなスポーツチーム同士とか）。

これが、「俺が正しい」「私が正しい」の価値観の相違になると、ぶつかり合いが生じます。

世代間のギャップ、夫婦間のギャップ、ご近所付き合いのギャップなどもこれが原因だったりするのです。

第10章

ストレスと認知症を遠ざける方法

「自分は重要な人」を実感できる場をつくると脳が喜ぶ

日本では認知症を発症する人が増えています。認知症はここまで解説してきたように、生活習慣やストレスなどの影響を大きく受けます。この章では特にストレスと認知症を遠ざける方法を紹介します。

ここで質問です。あなたは自分も写っている集合写真を見るとき、最初に誰から見ますか？

自分を最初に見るんじゃないでしょうか（好きな人を最初に見てしまうこともある

かもしれませんが……）。なぜ、自分を見てしまうのでしょうか？　その理由は「自己重要感」にあります。

自己肯定感という言葉はよく耳にすると思いますが、自己重要感は自己肯定感のひとつです。

自己肯定感──ありのままの自分を肯定的に、好意的に受け止める感覚。

自己重要感──自分は他者や社会にとって重要な存在であると思う感覚。

人は、自分のことを重要な存在であると思いたい欲求があります。たとえば、会社で管理職だった人が退職して、家族の中で居場所がなく、友人もいない。誰からも頼りにされない存在になってしまうと、自己重要感を感じることがなかなかできなくなってしまうことがあります。

自己重要感を感じることができないことは、脳にはストレスです。ストレスが脳にダメージを与え、最終的に認知症のリスクが高まります。

自己重要感は「他者から重要と思われていること」がベースになります。ですから、人とのつながりが前提です。働いているときや子どもが小さいときは、おのずと人とのつながりが生まれやすい環境にいますが、リタイアしたり、子どもが成人してしまうと、そういった環境から遠ざかってしまうこともあります。こうした場合、自らつながりをつくりに出て行かないといけなくなります。

重要な存在である自分を認識してほしいという感情が、キレる老人の原因になっていることもあります。

キレる老人は、間違った形で社会や他者とのつながりをつくってしまっている例です。キレることで自分に注目してもらい、自己重要感を満たそうとしてしまっているのです。

ある温泉施設を利用していたときの話です。その施設にはＶＩＰルームというのがあり、そこへ連れて行ってもらったことがあるのですが、そこでこんな光景を目にしました。

一人の年配の男性がスタッフと話をしていました。私のすぐ隣で話していたので、会話は筒抜けで、内容が聞こえてきました。

「俺は〇社の役員をやっていた。その俺が見る限り、ここのサービスはなっていないし、君のサービスもダメだ。サービス業というものがどうあるべきか、君はわかっているのか。俺のいた会社ではこういうことは絶対にやらなかったし、君は常識がわかっているのか……」

延々と説教が続いていました。隣で聞いていてもいい気分のしない話だったのですが、その元役員の人は周りを気にすることなく、持論をそのスタッフに展開し続けます（「あなたが周りの不快感を生み出すことをしているのに、サービスとはみたいな話をしても説得力が全然ない！」と心の中でつぶやきました）。

まさに、自己重要感の間違った満たし方です。結局その人は1時間近くスタッフをつかまえて、説教をしていました。そこで私が感じたのは「この人はきっと寂しいのだろう」ということでした。会社の後ろ盾や肩書がなくなり、周りから重要な存在として扱ってもらえなくなったのかもしれないと。

満たされる場が家庭にもなく、社会にもなくなってしまったとき、お客として大切に扱ってもらえるであろうお店や施設などで自己重要感を満たそうとするわけです。

自己重要感を満たすなら自分でコントロールできることから考える

自己重要感のNGな満たし方でもうひとつ、「マウンティング（自分のほうが相手より立場が優位であることを示そうとする行為）」があります。たとえば、お店でお金を払うとき、お金を投げるように払う人がいますが、これも自分のほうが上だというマウンティングのひとつです。

自己重要感を満たしたいという欲求は誰でも持つものです。ですから、逆に**相手の自己重要感を満たすような言葉をかけたり行動をしたりすると、よりよい関係性を築くことに役立ちます**。たとえば、夫婦であればどうしてもお互いの存在が空気のようになってしまい、相手の自己重要感を満たすことがなくなりがちです。そんなときは意識的にパートナーの重要感を高める言葉をかけてください。

自己重要感は、相手が自分をどう思うかということなので、自分でコントロールするのは難しいものです。**自分でコントロールできないことにフォーカスすると、脳は恐怖を感じます**。その恐怖が脳にダメージを与えます。その結果、認知症のリスクが上がります。ガンコ、キレやすい、マウンティングの傾向がある、そんな人は将来認知症になるリスクがあります。一方で、コントロールできることにフォーカスすると幸福度が上がることもわかっています。

ですから、**まずは自分がコントロールできることをするのが一番**です。その中で「人の役に立つことをやる」「人の喜ぶことをする」ことなら、自己重要度が満たされそうですよね。

パートナーが喜ぶことをする。友人が喜ぶことをする。困っている人を助ける。なんでもいいと思います。

面白い調査結果があります。会社をリタイアした人たちにボランティアで学生の家庭教師をやってもらったところ、その人たちの脳の認知機能が高まりました。

これは自己重要感が満たされた結果です。自分が教えることで学生が「わかった！」となれば、自分の重要度をダイレクトに実感できますよね。**自己重要感を高めたければ人に喜んでもらうことをする**。誰にでもできる方法です。

「昔のよかったこと」を思い出すことは脳の栄養になる

幸福度と脳の状態には関連性があるということを知っていますか？

前述したように、日本人は世界的に見て幸福度が高くない国です。一方、世界で一番幸福度が高い国はフィンランドです。7年連続で世界トップです。

フィンランドがなぜ幸福度が高いのでしょうか。

その理由はいろいろありますが、自由やつながりを感じるベースが社会にできているからなのかもしれません。脳はつながりと自由を感じたとき快感を感じるため、その結果、幸福度が高まります。

一方で、日本は「自由度」「寛容さ」の2項目が、特に上位の国と比べて低いという結果が出ています。

では、どうしたらここ日本でも手軽に幸福度を上げることができるのでしょうか？

ひとつ、すぐにできるいい方法を紹介します。

昔の楽しい思い出を振り返る。

これだけです。

幸福度が高い人を調べていくと「過去の楽しい思い出を振り返る頻度が高い」ことがわかりました。

どうでしょうか？　これならすぐできそうですよね。

幸せは、過去の楽しかった記憶の数に比例すると言われています。いま現在幸せを感じられなかったとしても、過去に楽しい記憶を持っていれば幸福度は高まります。それを思い出す頻度が高い人ほど幸福度が上がりやすくなるのです。

自分の頭の中で思い出すのでもいいですし、誰かと思い出を話しながら共有するのもいいと思います。

過去の楽しかったことを思い出すと、どうでしょうか、すごくいい気持ちにならないでしょうか。物を買っただけの幸せは長く続きませんが、幸せな思い出は長続きします。

また、私たちは24歳前後に流行っていた曲を最も好む調査結果もあるので、当時の曲を聴いたり、カラオケで歌うのもおすすめです。

✓ 病気の回復率は楽しいことを振り返ると早まる

同窓会に行くのもおすすめです。一見、過去のことにすがっている、とらわれているとネガティブな見方をする人もいます。でも、実は脳科学の研究で驚くべきことがわかっています。

それは、過去と未来を考える脳の回路が同じということです。私たちは未来を考えているときも、過去を振り返っているときも、同じ脳の回路を使っているのです。

ですから、**過去をマイナスに考えると、未来もマイナスに考えてしまいます**。逆に過去を、プラス、楽しい、幸せと考えると、未来も、プラス、楽しい、幸せと考えることができるのです。

たとえば、過去の失敗体験も、自分の成長の糧になったとしてプラスに考えれば、未来はプラスに考えられます。でも失敗をずっとマイナスとして引きずっていると、未来もマイナスと考えてしまいます。

楽しいことを振り返ると脳が活性化します。写真を見ると、そのときの映像が頭に浮かぶかもしれません。声だったり、空気の感覚とか、人によっては匂いも出てくるかもしれません。そういったものを思い出すことは、脳の高度な機能を使っています。

認知症の人は新しいことはなかなか覚えられませんが、昔のことほど覚えていたりします。実際によい思い出を回想することで、認知症の人の認知機能が高まったという報告もあります。

脳に限らず、**病気の回復率も、楽しいことを振り返ったほうが早まる**という研究もあります。逆に自分はもう無理だ、治らない、なんでこんな病気になったんだと、ネガティブなことを言っている人は、治癒が遅れることも言われています。

コレステロールと老人性うつの関係性

最近注目されているのが、老人性うつとコレステロールの関係です。老人性うつは65歳以上の人が患ったうつ病のことで、その数は全体のうつ病患者数の4割にも及んでいます。

やる気が起きない、興味や関心がわかなくなる、何をしても喜びを感じられない、気分がどんよりする、そんな症状が続きます。老人性うつになると脳の状態が下がってしまい、認知症まで発症しやすくなります。

昔はコレステロールを摂ることは心筋梗塞のリスクを高めるため、体によくないとされていました。これは正しくて、食事や薬物療法でコレステロール値を減らすと、心筋梗塞のリスクは減ります。しかし、**コレステロールを減らすと、同時に老人性うつなどの自殺・事故死などが78%も増加し、結果として全体の死亡率まで7%も上がることがわかっている**のです（がんの死亡率も43%増えます）。

コレステロールはもともと細胞膜の大切な材料で、全体の3分の1が脳や神経系に存在します。少なくなると細胞膜が不安定になって、幸せホルモン・セロトニンをうまく取り込めなくなり、幸せを感じにくい体質になります。その結果、老人性うつになることが指摘されています。

カルフォルニアで70歳以上の男性を調べた調査では、コレステロール値の低い人は高い人に比べて、うつの発症率が約2・7倍も高くなってしまったそうです。

高齢になってコレステロール値が低くやせている人は、幸せを感じにくく、少

少し太っていたほうが幸せになれる。

私も驚きましたが、これが真実のようです。

60歳以降になると体でつくられるコレステロール量は減っていくため、高齢者ほどコレステロールが豊富な食材（卵、肉、魚、乳製品など）を摂ることが大切です。スーパーエイジャーも卵や肉、乳製品が好きな人が多いのですが、とても納得です（ただし、摂りすぎには注意してください）。

香りを使うと認知症の進行を防ぐことができる!?

認知症になると、香りを感じる機能がどんどん鈍化していくと言われています。

香りをキャッチする嗅覚のレセプターが鼻の中にあるのですが、認知症や認知症予備軍の人は、このレセプターの細胞数が少なくなっていくのです。

認知症の人でなくても、60~80代にかけて嗅覚はどんどん低下します。特に男性は、60代からの低下が激しいので注意が必要です。ただ、実際に自分の嗅覚が低下していることに気付くのが難しく、気が付いたときにはかなり進行していたということもよくあります。

香りはものすごく脳に刺激を与えています。香りを嗅いだ瞬間に、気持ちが変わることがないでしょうか？　たとえば、臭い匂いであれば一瞬で嫌な気持ちになりますよね。

実は、五感の中で最も伝達速度が速いのが嗅覚です。それだけ、嗅覚と脳はつながっているのです。鼻腔と脳は場所も近く、ダイレクトに脳が活性化するわけです。

だから、**「香り」を使えば簡単に脳活できます**。

一番簡単なのは、食事の香りを利用することです。

料理にはいろいろな香りがあります。この香りを意識的に嗅ぐことで、脳を刺激していくのです。ただし、毎日同じものばかり食べていると、香りに慣れてしまい、脳を刺激できなくなってきます。和食の次は中華、その次は洋食、ときどきはエスニックを入れてみるなど、できるだけ料理のバリエーションをつくり、いろいろな香りを嗅げるようにしてください。

食べることが好きな人は認知症になりにくいと言われますが、これは嗅覚の側面からもそう考えられると思います。

食事以外の方法では「アロマの活用」があります。アロマにはさまざまな効果があるので、目的に合わせて選べるのがいいですね。脳を刺激するだけでなく、集中力を上げる、自律神経を整える、リラックスする……、目的に合ったセレクトができます。

アロマの研究は各所で行われていて、香りにたくさんの効果が認められていますが、その中でも特に、やる気脳、記憶脳などの改善に効果があるものを厳選して紹介します。

▼**レモン**

副交感神経の活性化を抑えて、**交感神経を活性化する**作用があるため、朝の目覚めがよくなったり、集中力をアップさせる効果があります。疲労の回復効果もあります。

▼**ラベンダー**

短期記憶（ワーキングメモリ）が15％アップするため、記憶力がアップします。

また、神経栄養因子受容体（ＮＧＦＲ）の遺伝子のスイッチをオンにするため、神経の成長・維持も促進される効果も期待できます。

▼ペパーミント

集中力が高まり、作業スピードが速まる効果が期待できます。また記憶力も高まる効果もあります。ミントガムは噛むことでドーパミンを分泌させるので、おすすめの脳活食品です。

▼ヒノキ

ヒノキの匂いを嗅ぐと、右脳前頭前皮質の活性度が落ちて副交感神経を活性化することで、**ストレス軽減効果**があることがわかっています。ヒノキに含まれるαピネンの香りを嗅ぐと、海馬の脳由来神経栄養因子（ＢＤＮＦ／記憶力の脳内ホルモン）の遺伝子のスイッチがオンになることから、記憶力への効果も期待できます。ヒノキ風呂は老人脳予防効果が期待できます。

▼ローズマリー

展望記憶（将来の予定や約束などを覚えておく能力）がアップするため、人との約束や、買い物で何を買うかを忘れにくくなったり、台所に来たけど「なんのために来たんだっけ？」という忘却を防ぐ効果があることがわかっています。

また、ブレンドしたアロマを使った検証で、匂いを嗅ぐことで注意力が向上することがわかっています。

コーヒーの香りには人をやさしくする効果がある

コーヒーの香りにも素晴らしい効果があります。

コーヒーの香りの効果のひとつに「人にやさしくなれる」ということがあります。

面白い実験があります。大型ショッピングセンターにある店の前にお金をわざと落としておくんです。そのお金を、通りすがりの人がどれぐらい拾ってお店に届けるかという実験です（面白いことを考える人もいるのですね）。

その結果、外に香りがしない店の前よりも、コーヒーの香りがするお店の前のほうがたくさんの人がお金を届けたそうです。

すごい効果です。あちこちでコーヒーの香りが嗅げるようになれば、もっと世の中は平和になるかもしれないですね。

この研究結果、私自身にも実感できることがあります。カフェや喫茶店に入った瞬間、コーヒーの香りを嗅ぐと、何か満たされた気分や癒された気分になります。瞬間的にそういうモードになるのです。

夫婦関係がギスギスしている家であれば、コーヒーの香り漂う家にしたほうがいいかもしれません。また、職場や運転中についついイライラしてしまう人は、その場にコーヒーの香りを用意するのもおすすめです。

特に高齢者は、車の運転中に渋滞に巻き込まれるとイライラしやすいというデータがあります。若いときよりも高齢になったときのほうが、明らかにイライラしやすくなるそうです。渋滞のとき、脳が感情に正直な状態になってしまうからです。運転のおともにはコーヒーの香りがおすすめです。

あとがき

老人脳の世界、いかがだったでしょうか？

これまで一緒に旅をしてきましたが、最新の研究でわかったこと、それは
「歳をとっていくことは抗えない、でも、脳はいつまでも若々しく保てる」

これが科学の最終結論になります。

この事実を知ったとき本当に勇気づけられました。睡眠の質、コーディネーション運動、制約をかけず好きなことをやる、趣味を持つ、食事を楽しむ、無理をしない、犬を飼う、見た目を若くする、手で書くなど、ここには書ききれないくら

いのことが老人脳を遠ざけてくれます。特に言葉の力が67歳まで伸び続けて、その後も高い能力を維持できることを知れたのは、執筆や講演など言葉を使う仕事が多い身として、大変感動しました。

私は30代前半で難病を宣告されました。あまりにも突然のことでしたが、そのとき、「命というのは、こんなにもはかなく一瞬でなくなるものなんだな」と感じました。でもそのおかげで、人よりも早く「人の幸せとはなんなのか?」「自分が生きる意味とはなんなのか?」ということを考えることができたような気がします。

そしてその中で学んだことが、今回の本でも大切なテーマのひとつである「人とのつながり」でした。私自身、病気以前は目に見える成果ばかりを追い求める人間で、休む時間もなくストレスの多い生活を送っていました。

しかし、入院生活の中で、妻が毎日看病にきてくれたり、看護師さんが大変そうだからと食事を手伝ってくれたり、花を嬉しそうに眺めている子どもと触れ合ったりと、そのすべてのことが私の心をときほぐし、心底幸せにしてくれました。これほど心が温まる経験は子どもの頃以来だったような気がします。そして3年半、人とのつながりを大切にして過ごしてきた結果、私の病気はなくなってしまったのです。

脳はつながりを感じるとき、最高の状態になります。そして回復力も高まり、私たちをエネルギーあふれる状態にしてくれます。人とつながれなくても、大好きなものとつながる、自然とつながる、動物とつながる、新しい体験とつながる、楽しかった思い出とつながる、そして自分の気持ちとつながることは、本書で紹介したあらゆる体験が病気や老人脳を遠ざけてくれます。いまあるこの瞬間は二度と戻ってきません。この大切な一瞬一瞬を楽しむことが、脳に幸せと成長をもたらし、人生を素晴らしいものにしてくれます。スーパーエイジャーたちの秘密はまさにこういったことの中に隠されているのかもしれません。

私もいろいろな人と全国の講演会などでお会いしますが、70歳を過ぎても前列まできて新しいことを学ぼうとする高齢の方の姿には本当に感動します。

私たちにはまだまだ無限の可能性が眠っています。そして、ちょっとした日々の小さな出会いが人生を大きく変えることがあります。

この本が、あなたにとって悔いのない充実した素晴らしい人生を実現するひとつの出会いになれば嬉しく思います。

脳科学者　西 剛志

参考文献

〈はじめに〉

(*1) 130歳まで寿命が伸びる可能性／*Michael Pearce & Adrian E. Raftery,* "Probabilistic forecasting of maximum human lifespan by 2100 using Bayesian population projections", *DEMOGRAPHIC RESEARCH,* 2021, *Vol.*44 (52), p.1271-1294

〈第1章〉 自分ではなかなか気付けない「脳の老化」

(*2) 脳の灰白質は30代から萎縮する／Watanabe K, et.al., "Grey-matter brain healthcare quotient and cognitive function: A large cohort study of an MRI brain screening system in Japan", Cortex, 2021, Vol.145, p.97-104

(*3) 人の名前を覚えるピークは22歳、顔を覚えるピークは33歳／Germine LT., et.al., "Where cognitive development and aging meet: face learning ability peaks after age 30", Cognition, 2011, Vol.118 (2), p.201-10.

(*4) 情報処理のピークは18歳、相手の気持ちを読む力は48歳、語彙力は67歳／Hartshorne J.K. & Germine LT., "When does cognitive functioning peak? The asynchronous rise and fall of different cognitive abilities across the life span", Psychol. Sci., 2015, Vol.26 (4), p.433-43

(*5) 睡眠時間は10歳毎に10分短くなる／睡眠の質は高齢になっても落ちない／Boulos MI., et.al., "Normal polysomnography parameters in healthy adults: a systematic review and meta-analysis", Lancet Respir. Med., 2019, Vol.7 (6), p.533-543

(*6) 睡眠物質メラトニンは加齢とともに減る／Waldhauser F., et.al., "Clinical aspects of the melatonin action: impact of development, aging, and puberty, involvement of melatonin in psychiatric disease and importance of neuroimmunoendocrine interactions", Experientia, 1993, Vol.49 (8), p.671-81

(*7) グリンパティックシステム／Xie, L. et.al., "Sleep drives metabolite clearance from the adult brain", Science, Vol.342, p.373-77, 2013

(*8) 睡眠が短過ぎても長過ぎても認知症リスク向上／Tomoyuki Ohara,et al., "Association Between Daily Sleep Duration and Risk of Dementia and Mortality in a Japanese Community", J. Am. Geriatr. Soc., 2018, Vol.66 (10), p.1911-18

(*9) 寿命と睡眠の関係／Kripke DF., "Mortality associated with sleep duration and insomnia", Arch. Gen. Psychiatry, 2002, Vol.59 (2), p.131-6

(*10) 睡眠が5時間以下は認知症リスクが2倍／Robbins R., et.al., "Examining sleep deficiency and disturbance and their risk for incident dementia and all-cause mortality in older adults across 5 years in the United States", Aging (Albany NY), 2021, Vol.13 (3), p.3254-3268

(*11) 9時間以上の睡眠は認知症リスクを高める／Shireen Sindi,et al. Sleep disturbances and dementia risk: A multicenter study.Alzheimers Dement. 2018 Oct;14 (10) :1235 1242.

(*12) 睡眠不足はβアミロイドを増やす／Spira, Adam P., et. al., "Self-reported sleep and β -amyloid deposition in community-dwelling older adults" *JAMA neurology,* 2013, Vol. 70 (12), p.1537-43

(*13) 30分の昼寝は認知症リスクが50%下がる／Kitamura K., "Short daytime napping reduces the risk of cognitive decline in community-dwelling older adults: a 5-year longitudinal study", BMC Geriatr., 2021, Vol.21 (1), p.474

(*14) 昼寝を1時間以上する人は認知症になりやすい／Li P, et.al., "Daytime napping and Alzheimer' s dementia: A potential bidirectional relationship", Alzheimers Dement., 2022, doi: 10.1002/alz.12636

(*15) 歳をとると無呼吸症候群が増える／Bixler E.O., "Effects of age on sleep apnea in men: I. Prevalence and severity", Am. J. Respir. Crit. Care Med., 1998, Vol.157 (1), p.144-8.

(*16) 無呼吸症候群の人は認知症の発症リスクが1.18倍／Yaffe K, et. al., "Sleep—disor- dered breathing, hypoxia, and risk of mild cognitive im- pairment and dementia in older women", JAMA, 2011, Vol.306, p. 613—619

(*17) 歯がないと短時間睡眠になる／Koyama S., et.al., "Sleep duration and remaining teeth among older people", Sleep Med., 2018, Vol.52, p.18-22

(*18) 日光を浴びると睡眠の質がよくなる／Mead, M Nathaniel. "Benefits of sunlight: a bright spot for human health." *Environmental health perspectives,* 2008, vol. 116 (4), A160-7

(*19) 携帯のブルーライトは睡眠の質を下げる／Ayaki M., "Protective effect of blue-light shield eyewear for adults against light pollution from self-luminous devices used at night", Chronobiol. Int., 2016, Vol.33 (1), p.134-9.

(*20) 眠りにつく3時間前にダブルエスプレッソを飲むと睡眠時間が40分遅れる、強い光は85分遅らせる／Burke TM, Markwald RR, McHill AW, et al. Effects of caffeine on the human circadian clock in vivo and in vitro. *Sci Transl Med.* 2015;7 (305) :305ra146.

〈第2章〉 いくつになっても老人脳にならない人は一体何をしているのか

(*21) スーパーエイジャーとは?／Cook Maher A., et.al., "Neuropsychological Profiles of Older Adults with Superior *versus* Average Episodic Memory: The Northwestern "SuperAger" Cohort", J. Int. Neuropsychol. Soc., 2021, Vol.26, p.1-11

(*22) 100歳以上の人でも認知機能が30歳も若い／Beker N., et.al., "Association of Cognitive Function Trajectories in Centenarians With Postmortem Neuropathology, Physical Health, and Other Risk Factors for Cognitive Decline", JAMA Netw Open. 2021, Vol.4 (1), e2031654.

参考文献

(*23) 100 歳以上の人口が増加／国立社会保証・人口問題研究所，人口統計資料集 2022, 表 2-10 性別 100 歳以上人口
(*24) ドーパミンがないと動物も食欲・やる気が低下／ Salamone JD. & Correa M.,“The mysterious motivational functions of mesolimbic dopamine”, *Neuron,* 2012, Vol.76 (3), p.470-485
(*25) 食欲があるほうが長生き／ Huang YC.,“Appetite predicts mortality in free-living older adults in association with dietary diversity. A NAHSIT cohort study”, Appetite, 2014, Vol.83, p.89-96
(*26) 笑顔はドーパミンを活性化／ Yim J.“Therapeutic benefits of laughter in mental health: a theoretical review” *Tohoku J. Exp. Med.* 2016, Vol.239, p.243–249
(*27) 好きな音楽を聴くとドーパミンが分泌／ Ferreri L,et.al.,“Dopamine modulates the reward experiences elicited by music”, Proc. Natl. Acad. Sci. USA., 2019, Vol.116 (9), p.3793-3798
(*28) 体を動かすとドーパミンが分泌／ Lin TW. & Kuo YM.,“Exercise benefits brain function: the monoamine connection”, *Brain Sci.*, 2013, Vol.3 (1), p.39-53
(*29) 恋人の写真を見るとドーパミン神経が活性化／ Takahashi K, et al.“Imaging the passionate stage of romantic love by dopamine dynamics”, Front. Hum. Neurosci., 2015, Vol.9, p.191
(*30) 予想外の嬉しいことが起きることとドーパミン／ Anselme P. & Robinson MJ.“What motivates gambling behavior? Insight into dopamine’s role” *Front. Behav. Neurosci.* 2013, Vol.7:182
(*31) 複数のものから選ぶ／ Yun M. et.al.“Signal dynamics of midbrain dopamine neurons during economic decision-making in monkeys” Sci. Adv., 2020, Vol.6 (27), eaba4962
(*32) 加齢でオキシトシンは増える／ Zak PJ., et.al.,“Oxytocin Release Increases With Age and Is Associated With Life Satisfaction and Prosocial Behaviors”, Front. Behav. Neurosci., 2022, Vol.6, p.846234
(*33) 夫婦で新しいことにチャレンジする／ Aron A., et.al.,“Couples’ shared participation in novel and arousing activities and experienced relationship quality”, J. Pers. Soc. Psychol., 2000, Vol.78 (2), p.273-84
(*34) 記念日を一緒に祝う／ Gable SL. & Reis H.” Chapter 4 - Good News! Capitalizing on Positive Events in an Interpersonal Context” Ad. Exp. Soc. Psych. Vol.42, p.195-257
(*35) 人間関係の満足度が高いと幸福度は高い／ハーバード成人発達研究：https://www.adultdevelopmentstudy.org/grantandglueckstudy
(*36) 孤独感情は認知症の発症リスクを２倍に高める／ Akhter-Khan SC., et.al.,“Associations of loneliness with risk of Alzheimer’s disease dementia in the Framingham Heart Study”, Alzheimers Dement., 2021, Vol.17 (10), p.1619-1627
(*37) 孤独感は 10 年後の認知症発症リスクを高める／ Salinas J.,“Association of Loneliness With 10-Year Dementia Risk and Early Markers of Vulnerability for Neurocognitive Decline”, Neurology, 2022, Vol.98 (13), e1337-e1348
(*38) 孤独感は死亡リスクを 26 ～ 32%高める／ Holt-Lunstad J.“Loneliness and social isolation as risk factors for mortality: a meta-analytic review” Perspect. Psychol. Sci. 2015, Vol.10 (2), p.227-37.
(*39) 人間関係は数が多すぎても脳が処理しきれない／ Lindenfors P. et al.,“Dunbar's number' deconstructed” Biol. Lett., 2021, Vol.17 (5), 20210158
(*40) パブでお酒を飲む人は幸福度が高い／ Dunbar RIM. et al.“Functional Benefits of (Modest) Alcohol Consumptionp” Adapt. Human Behav. Physiol. 2017, Vol.3 (2), p.118-133.
(*41) ストレスは認知症のリスクを高める／ Franks KH. et.al.“Association of Stress with Risk of Dementia and Mild Cognitive Impairment: A Systematic Review and Meta-Analysis” J. Alzheimers Dis. 2021, Vol.82 (4), p.1573-1590
(*42) 楽観性が高い人は認知障害のリスクが低下／ Gawronski, KAB. et.al.,“Dispositional optimism and incidence of cognitive impairment in older adults”, *Psychosomatic Medicine*, 2017, Vol.78 (7), p.819-828
(*43) 80 歳で神経症傾向が高い人は軽度認知障害への移行リスクが 12%アップ／ Yoneda T. et.al.“Personality traits, cognitive states, and mortality in older adulthood”, J. Pers. Soc. Psychol., 2022, Apr. 11, online
(*44) 自分で選択できるとき幸福度が高まる／西村和雄，八木匡，「幸福感と自己決定―日本における実証研究／ RIETI- 独立行政法人経済産業研究所」2018
(*45) 作業興奮／ Mikicin M. et al.,“Effect of the Neurofeedback-EEG Training During Physical Exercise on the Range of Mental Work Performance and Individual Physiological Parameters in Swimmers” Appl. Psychophysiol. Biofeedback, 2020, Vol.45 (2), p.49-55
(*46) 新しいことにオープンな人ほど認知機能が落ちにくい／西田 裕紀子，他、「中高年者の開放性が知能の経時変化に及ぼす影響：６年間の縦断的検討」発達心理学研究、2012, 23 (3), p.276-86
(*47) 知的好奇心が強い人は、側頭頭頂部の萎縮が抑えられ記憶の定着がよくなる／ Taki Y., et.al., Human Brain Mapping, 2012, Vol.34 (12), p.3347-53/Gruber M.J., et. al., Neuron, 2014, Vol.84 (2), p.486-96
(*48) 社会的つながりがあるほど認知症のリスクが最大 45%下がる／ Saito T., et.al.,“Influence of social relationship domains and their combinations on incident dementia: a prospective cohort study”, J. Epidemiol. Community Health, 2018, Vol.72 (1), p.7-12
(*49) オキシトシンはドーパミン神経を活性化させる／ Hung, L. W.,“Gating of social reward by oxytocin in the ventral tegmental area”, *Science*, 2017, Vol.*357, p*.1406-1411 ／ Dölen, G., et.al.,“Social re- ward requires coordinated activity of nucleus accumbens oxytocin and serotonin”, *Nature*, 2013, Vol.*501, p*.179-184
(*50) 高齢者が渋滞でイライラするとき左の脳ばかり使う／田中龍三郎，他．“高齢者は渋滞時に攻撃性が高まる：運転シミュレーターと近赤外線分光法 (NIRS) を用いた研究”, 発達心理学研究，Vol.29 (3), 2018

(*51) 100歳以上の人はレスト遺伝子の発現が多い／ Zullo JM., "Regulation of lifespan by neural excitation and REST", Nature, 2019, Vol.574 (7778), p.359-364
(*52) レスト遺伝子はアルツハイマー型認知症を予防する／ Lu T., et.al., "REST and stress resistance in ageing and Alzheimer's disease", Nature, 2014, Vol.507 (7493), p.448-54
(*53) 生きがいがある人は、脳が萎縮しても認知機能が高い／ Boyle PA., et.al., "Effect of purpose in life on the relation between Alzheimer disease pathologic changes on cognitive function in advanced age", Arch. Gen. Psychiatry, 2012, Vol.69 (5), p.499-505
(*54) 小さな目標は前頭前野の前方を活性化／ Hosoda C., et.al., "Plastic frontal pole cortex structure related to individual persistence for goal achievement", *Commun. Biol.*, 2020, Vol.3 (1) :194
(*55) 笑うことは睡眠を改善／ Ko HJ., et.al., "The effects of laughter therapy on depression,cognition, and sleep among the community-dwelling elderly", Geriatr. Gerontol. Int., 2012, Vol. 11, p.267-274
(*56) ほとんど笑わない高齢者はほぼ毎日笑う人に比べて男性で 2.1 倍、女性で2.6 倍認知症になるリスクが高い／大平哲也，他「笑い・ユーモア療法による認知症の予防と改善」，老年精神医学，2011, Vol.22 (1), p.32-38
(*57) 笑わない人は、要介護状態になる確率が1.4倍高まる／ Tamada Y., et.al., "Does laughter predict onset of functional disability and mortality among older Japanese adults? the JAGES prospective cohort study", Journal of Epidemiology 2020

〈第3章〉 あなたの脳の老化度がわかる診断

(*58) 大人になっても神経は再生される／ Ming, G.L. & Song, H., "Adult neurogenesis in the mammalian brain: significant answers and significant questions", *Neuron*, 2011, Vol.70 (4), p.687-702
(*59) 90 歳まで神経新生が起きる／ Moreno-Jiménez EP, et.al., "Adult hippocampal neurogenesis is abundant in neurologically healthy subjects and drops sharply in patients with Alzheimer's disease", Nat. Med., 2019, Vol.25 (4), p.554-560
(*60) 閉眼片足立ちの年齢別平均スコア／国立長寿医療センター研究所 (NILS-LSA)・老化に関する長期縦断疫学研究 モノグラフ第5次調査 2006 年7月～ 2008 年7月
(*61) 開眼片足立ちが 20 秒以下だと小さな脳出血の可能性／ Tabara Y, et.al., "Association of postural instability with asymptomatic cerebrovascular damage and cognitive decline: the Japan Shimanami health promoting program study", Stroke, 2015, Vol.46 (1), p.16-22
(*62) 閉眼片足立ちは練習するとスコアが伸びる／神田舞子、小林量作「若年健常女性に対する閉眼片足立ち練習の効果」理学療法学、42 巻 (2015) 2 号
(*63) バランス感覚があると 14 年後も自立した生活を送れる (Nakamoto M,et.al., "Higher gait speed and smaller sway area decrease the risk for decline in higher-level functional capacity among middle-aged and elderly women", Arch. Gerontol. Geriatr., 2015, Vol.61 (3), p.429-36
(*64) 早く歩ける人ほど自立した生活を送っている／ Nakamoto M., "Higher gait speed and smaller sway area decrease the risk for decline in higher-level functional capacity among middle-aged and elderly womenArchives of Gerontology and Geriatrics", 2015, Vol.61, p.429-436
(*65) 開眼片足立ち 30 秒で1年間の転倒率が下がる／理学療法科学，2006, Vol.21 (4), p 437-440
(*66) 開眼片足立ちができる人は関節の可動域が大きい／ Matsunaga, I. et al. "Effects of becoming able to Stand on one Leg on Walking in the Elderly" () 2010
(*67) 開眼片足立ち、握力、歩く速度、椅子から立ち上がる時間は死亡率に関係／ Cooper R,et.al., "Objectively measured physical capability levels and mortality: systematic review and meta-analysis", BMJ, 2010, 341:c4467
(*68) 開眼片足立ちで両足の時間差が 10 秒以上あると移動する能力が低下／運動疫学研究，22 巻 2 号「地域在住高齢者における片脚起立時間の左右差とロコモティブシンドロームの関連」
(*69) やる気脳と線条体／ Liu H., et.al., "Toward whole-brain dopamine movies: a critical review of PET imaging of dopamine transmission in the striatum and cortex", Brain Imaging Behav., 2019, Vol.13(2), p.314-322
(*70) 加齢とドーパミン／ Ota M., "Age-related decline of dopamine synthesis in the living human brain measured by positron emission tomography with L-[beta-11C]DOPA", Life Sci., 2006, Vol.79 (8), p.730-6/ Shingai Y, et.al., "Age-related decline in dopamine transporter in human brain using PET with a new radioligand [^{18}F]FE-PE2I", Ann. Nucl. Med., 2014, Vol.28 (3), p.220-6
(*71) 加齢と男性ホルモン／ Gooren LJ. "Androgens and male aging: Current evidence of safety and efficacy" Asian J. Androl. 2010, Vol.12 (2), p.136-51
(*72) 前頭前野の加齢と客観・抑制脳／ Zanto T.P. & Gazzaley, A., "Aging of the frontal lobe", Handb. Clin. Neurol., 2019, Vol.163, p.369-389
(*73) 海馬と記憶脳／ Dahan L., et.al., "Age-related memory decline, dysfunction of the hippocampus and therapeutic opportunities", Prog. Neuropsychopharmacol. Biol. Psychiatry, 2020, Vol.102, 109943. doi: 10.1016/j.pnpbp.2020.109943
(*74) 島皮質・前帯状皮質 (ACC) と共感脳／ Singer T., et.al., "Empathic neural responses are modulated by the perceived fairness of others", Nature, 2006, Vol.439 (7075), p.466-9.
(*75) 聴覚が衰えると認知機能が下がる／ Campbell J. & Sharma A., "Cross-modal re-organization in adults with early stage hearing loss", *PLoS One*, 2014, Vol.9 (2), e90594
(*76) 30～40代でも老人脳になっている人がいる／ Elliott ML. "Disparities in the pace of biological aging among midlife adults of the same chronological age have implications for future frailty risk and policy" Nat.

Aging, 2021, Vol.1 (3) , p.295-308

〈第4章〉 老人脳にならないための運動

(*77) コーディネーション運動は最も認知機能を改善できる／Ludyga S,et.al., "Systematic review and meta-analysis investigating moderators of long-term effects of exercise on cognition in healthy individuals", Nat. Hum. Behav., 2020, Vol.4 (6), p.603-612

(*78) ボールを使ったコーディネーション運動は認知機能を改善／Wei XH. & Ji LL., "Effect of handball training on cognitive ability in elderly with mild cognitive impairment", Neurosci. Lett., 2014, Vol.566, p.98-101/ Budde H., et.al., "Acute coordinative exercise improves attentional performance in adolescents", Neurosci. Lett., 2008, Vol.441 (2), p.219-23

(*79) 1日30分のジャグリング(3個以上)を6週間続けると、脳の構造が変化する(脳の白質の神経相互コミュニケションが高まる)／Scholz, J. et al. Training induces changes in white-matter architecture. Nat Neurosci 12, 1370-1371 (2009)

(*80) ジャグリング運動を長期的に実施することによって、脳の視覚領野の灰白質が増える／Draganski B, et al (2004) Neuroplasticity: changes in grey matter induced by training. Nature, 427, p.311-312

(*81) ジャグリング運動はコーディネーション運動の一つ／東根明人 (2004) コーディネーション・エクササイズ, 全国書籍出版

(*82) お手玉などのジャグリング運動は不安感を消す／Toshihiro Nakahara, et al. (2007) Effect of juggling therapy on anxiety disorders in females patients, BioPsychoSocial Medicine 2007, pp.1-4.

(*83) ボードゲーム、楽器の演奏、ダンスは認知症のリスクを下げる／Verghese J., "Leisure activity and the risk of dementia in the elderly", N. Eng. J. Med., 2003, Vol.348, p.2508-16

(*84) 脳を左右両方使えるようになると認知機能が高まる／Suzuki, M., et.al., "Neural Correlates of Working Memory Maintenance in Advanced Aging: Evidence From fMRI", Frontiers in Aging Neuroscience, 2018, Vol.10, Article358

〈第5章〉 老人脳にならない健康の習慣

(*85) よく噛むと運動機能や健康機能が向上／Miura,H., et.al., "Chewingability and quality of life among the elderly residing in a rural community in Japan", J. Oral Rehabilitation, 2000, Vol.27, p.731-4／Takata, Y., et.al., "Relationship of physical fitness to chewing in an 80-year-old population", Oral Diseases, 2004, Vol.10, p.44-9／Akifusa, S., et.al., "Relationship of number of remaining teeth to health-related quality of life in community-dwelling elderly", Gerodontology, 2005, Vol.22, p.91-7／Shimazaki, Y., et.al., "Influence of dentition status on physical disability, mental impairment, and mortality in institutionalize elderly people", J. Dent. Res., 2001, Vol.80, p.340-5

(*86) 咀嚼はやる気を高める／Momose, T., et.al., "Effect of mastication on regional cerebral blood flow in humans examined by positron-emission tomography with 15O-labelled water and magnetic resonance imaging", Arch. Oral Biol., 1997, Vol.42 (1), p.57-61

(*87) 咀嚼は記憶力を高める／Hirano Y., et.al., "Effects of chewing in working mem- ory processing", Neurosci. Lett., 2008, Vol.436 (2), p.189-192/Onozuka M,et.al., "Impairment of spatial memory and changes in astroglial re- sponsiveness following loss of molar teeth in aged SAMP8 mice", Behav. Brain Res., 2000, Vol.108 (2), p.145-155

(*88) 咀嚼は認知症を妨げる／Kondo K., et.al., "A case-control study of Alzheimer' s disease in Japan significance of life-styles", Dementia, 1994, Vol.5 (6), p.314-326／近藤喜代太郎「アルツハイマー型の危険因子 -WHO・NIA・EC 研究グループのメタ分析, 臨床精神医学, 1990, Vol.19, p.575- 582/ Squire LR. & Zola-Morgan S, "The medial temporal lobe memory system", Science, 1991, Vol.253 (5026), p.1380-1386

(*89) 咀嚼は免疫力を高める／Seki M., et.al., "Mastication Affects Transcriptomes of Mouse Microglia", Anticancer Research, 2020, Vol.40, p.4719-4727

(*90) 噛む強度は脳血流と比例／Hasegawa Y, et al. Influence of human jaw movement on cerebral blood flow. J Dent Res. 2007;86:64-68.

(*91) 噛む強さと咀嚼をしている時間が長いほど血流が上がる／Viggiano A, et.al., Mastication induces long-term increases in blood perfusion of the trigeminal principal nucleus. Neuroscience. 2015 Dec 17;311:75-80.

(*92) 咀嚼でマイネルト神経が活性化されて大脳皮質の血流量を著しく増加させる／Hotta H, et.al. Involvement of the basal nucleus of Meynert on regional cerebral cortical vasodilation associated with masticatory muscle activity in rats. J Cereb Blood Flow Metab. 2020 Dec;40 (12) :2416-2428

(*93) 咀嚼はストレスを軽減／Yu H. et.al. Gum chewing inhibits the sensory processing and the propagation of stress-related information in a brain network. PLoS ONE. 2013;8 (4) doi: 10.1371/journal.pone.0057111.e57111

(*94) 咀嚼運動はストレス軽減作用や脳血流量増加作用など、顎口腔領域のみならず全身に影響を与える／Hasegawa Y, et.al.. 2007.Influence of human jaw movement on cerebral bloodflow. J Dent Res. 86 (1) :64-68/ Koizumi S, et.al. Chewing reduces sympatheticnervous response to stress and prevents poststressarrhythmias in rats. Am J Physiol Heart Circ Physiol.301:H1551-H1558.

(*95) 咀嚼は空間記憶と学習に不可欠な中枢神経系領域である海馬の認知機能の維持にも役立つ／Chen H, et.al. Chewing Maintains Hippocampus-Dependent Cognitive Function. Int J Med Sci. 2015 Jun 9;12(6):502-9.

(*96) BMIが高すぎる人は脳が萎縮している／ Ronan L. et al. "Obesity associated with increased brain age from midlife" Neurobiol. Aging, 2016, Vol.47, p.63-70
(*97) やせると寿命が129〜212日縮まる／ Aida J., "Social and Behavioural Determinants of the Difference in Survival among Older Adults in Japan and England", Gerontology, 2018, Vol.64 (3), p.266-277.
(*98) BMIは高過ぎても、低過ぎても死亡率が高まる／ Sasazuki S. et al., "Research Group for the Development and Evaluation of Cancer Prevention Strategies in Japan. Body mass index and mortality from all causes and major causes in Japanese: results of a pooled analysis of 7 large-scale cohort studies" J. Epidemiol. 2011, Vol.21 (6), p.417-30
(*99) 中年期の肥満は認知症のリスクを高めるが、高齢期はプラスに働く（肥満パラドクス） ／ Kloppenborg RP., et.al., "Diabetes and other vascular risk factors for dementia: which factor matters most? A systematic review", Eur. J. Pharmacol., 2008, Vol.585 (1), p.97-108
(*100) 100歳の人は男性59.6%、女性57.6%がほぼ毎日動物性タンパク質をとっている／牛乳を飲む人は10年後の生存率が上がる / Shibata H., et.al., "Nutrition for the Japanese elderly", Nutr. Health, 1992, Vol.8 (2-3), p.165-75
(*101) 肉・魚・卵を食べるとフレイルを予防できる／ Alexandrov NV., et.al., "Dietary Protein Sources and Muscle Mass over the Life Course: The Lifelines Cohort Study", Nutrients, 2018, Vol.10 (10), E1471
(*102) ベジタリアンは脳卒中のリスクが高まる（コレステロールが低いと脳卒中のリスクが高い） ／ Tong TYN., et.al., "Risks of ischaemic heart disease and stroke in meat eaters, fish eaters, and vegetarians over 18 years of follow-up: results from the prospective EPIC-Oxford study", BMJ., 2019, Vol.366, l4897
(*103) 動物性タンパク質に含まれるビタミンB12不足の人は脳が萎縮する／ Vogiatzoglou A., "Vitamin B12 status and rate of brain volume loss in community-dwelling elderly", Neurology, 2008, Vol.71 (11), p.826-32
(*104) 食が細い人は食欲が旺盛な人に比べて死亡率が2倍以上高い／ Huang YC. et al. "Appetite predicts mortality in free-living older adults in association with dietary diversity. A NAHSIT cohort study" Appetite, 2014, Vol.83, p.89-96
(*105) サーチュイン遺伝子は脳や心臓、皮膚や目、聴力まで若返らせる／ Rajman L., "Therapeutic Potential of NAD-Boosting Molecules: The In Vivo Evidence", Cell Metab., 2018, Vol.27 (3), p.529-547
(*106) サーチュイン遺伝子を活性化させる7つの食材群／ Ricordi C., et.al., " Role of Exercise and Natural Protective Substances on Sirtuin Activation", J. Phys. Med. Rehabil., 2021, Vol. 3 (2), p.40-50
(*107) エラグ酸の美白効果／ Kasai K., et.al., "Effects of oral administration of ellagic acid-rich pomegranate extract on ultraviolet-induced pigmentation in the human skin", J. Nutr. Sci. Vitaminol., 2006, Vol.52 (5), p.383-8
(*108) 血中のビタミンD濃度が高いと転倒リスクが減る(75歳以上の日本人女性1393名)／ Shimizu Y., et al., "Serum 25-hydroxyvitamin D level and risk of falls in Japanese community-dwelling elderly women: a 1-year follow-up study", Osteoporos. Int. 2015, Vol.26, p.2185-92
(*109) 1日に必要なビタミンD (10 μg) をつくるのに必要な日本の日照時間／日本医事新報, No.4850, 2017年
(*110) 難聴は認知症発症の最大リスク／ Livingston G., et.al., "Dementia prevention, intervention, and care: 2020 report of the Lancet Commission", Lancet, 2020, Vol.396 (10248), p,413-446
(*111) 20代の女性の聴力が40歳くらいに低下／ Wasano K., "Patterns of hearing changes in women and men from denarians to nonagenarians", Lancet Reg. Health West Pac., 2021, Vol.9, p.100131
(*112) ノイズキャンセリングイヤホンは難聴リスクを下げる／ Hoshina T., et.al., "Effects of an Active Noise Control Technology Applied to Earphones on Preferred Listening Levels in Noisy Environments", J. Audiol. Otol., 2022 Mar 24, Epub
(*113) 補聴器をつけると難聴の人でも認知力は健常人と変わらない／ Amieva H., et.al., "Self-Reported Hearing Loss, Hearing Aids, and Cognitive Decline in Elderly Adults: A 25-Year Study", J. Am. Geriatr. Soc., 2015, Vol.63 (10), p.2099-104
(*114) 難聴を放置すると7歳上の認知機能と同じになる／ Lin F.R., et.al., "Hearing loss and cognition among older adults in the United States", J. Gerontol. A Biol. Sci. Med. Sci., 2011, Vol.66A, p. 1131—1136
(*115) 難聴者の社会的孤立は認知機能の低下につながる／ Ray J., et.al., "Association of cognition and age—related hearing impairment in the Eng- lish longitudinal study of aging", JAMA Otolaryn- gol. Head Neck Surg., 2016, Vol.144, p.876—882

〈第6章〉　老人脳にならない生活習慣

(*116) デフォルトモードネットワーク／ Raichle ME. "The brain' s default mode network" Annu. Rev. Neurosci. 2015, Vol.38, p.433-47
(*117) 趣味が多いほど、認知症になる人が少ない／ Ling L., et.al., "Types and number of hobbies and incidence of dementia among older adults: A six-year longitudinal study from the Japan Gerontological Evaluation Study (JAGES)", 日本公衛誌, 2020, Vol.67 (11), p.800-810
(*118) 日本人の生きがいを感じるトップ3／高齢者の生活と意識に関する国際比較調査, 平成27年度（内閣府）
(*119) 趣味が多いほど、死亡リスクが下がる／ Kobayashi T., et.al., "Prospective Study of Engagement in Leisure Activities and All-Cause Mortality Among Older Japanese Adults", J. Epidemiol., 2022, Vol.32 (6), p.245-253
(*120) ペットを飼うと孤独感が優位に減る／ Banks MR. & Banks WA., "The effects of animal-assisted therapy

on loneliness in an elderly population in long-term care facilities", J. Gerontol. A Biol. Sci. Med. Sci., 2002, Vol.57 (7), M428-32
(*121) 動物に話しかけるとオキシトシンが出る／Marshall-Pescini S., et al., "The Role of Oxytocin in the Dog-Owner Relationship", Animals (Basel), 2019, Vol.9 (10), p.792
(*122) 犬も飼い主の目を見るだけでオキシトシンが出る／Nagasawa M., "Social evolution. Oxytocin-gaze positive loop and the coevolution of human-dog bonds", Science, 2015, Vol.348 (6232), p.333-6
(*123) ペットといると血圧が下がる／Motooka, M., et.al., "The physical effect of animal assisted therapy with dog, Japan J. Nursing, 2002, Vol.66, p.360-367／Lynch J. 1983 10 章 動物を眺め、動物に話しかけることと血圧の関係—生き物と相互作用の生理的結果—キャッチャー、A.M.& ベック、A.M. 編コンパニオン・アニマル研究会訳 1991 コンパニオン・アニマル 誠心書房, p.119-130
(*124) ペットを飼うと認知機能の低下スピードが下がる／"Companion Animals and Cognitive Health; A Population-Based Study - Do Pets Have a Positive Effect on Your Brain Health? *Study Shows Long-Term Pet Ownership Linked to Slower Decline in Cognition Over Time*", American Academy of Neurology 74th Meeting Press Release 2022, Feb.23,
(*125) 犬を飼うと介護や亡くなるリスクが半減（ネコは効果がなかった）／Taniguchi Y., "Evidence that dog ownership protects against the onset of disability in an older community-dwelling Japanese population", PLoS One, 2022, Feb 23, Vol.17 (2), e0263791
(*126) 犬を世話していることが認知症のリスク低下する行動と関連／Opdebeeck C., et al., "What Are the Benefits of Pet Ownership and Care Among People With Mild-to-Moderate Dementia? Findings From the IDEAL programme", J. Appl. Gerontol., 2021, Vol.40 (11), p.1559-1567
(*127) 犬を連れていると電話番号を教えてもらえる／Guequen N. & Serge C., " Domestic Dogs as Facilitators in Social Interaction: An Evaluation of Helping and Courtship Behaviors", Anth. A Multidis. J. Inter. People & Animals, 2014, Vol.21 (4)
(*128) 犬を飼っている一人暮らしの人は死亡リスクが 33% 低下／Mubanga M., et al., "Dog ownership and the risk of cardiovascular disease and death - a nationwide cohort study", Sci. Rep., 2017, Vol.7 (1), 15821
(*129) 部屋が寒いと血圧が上がる／Umishio, W., et.al., "Cross-Sectional Analysis of the Relationship Between Home Blood Pressure and Indoor Temperature in Winter: A Nationwide Smart Wellness Housing Survey in Japan", Hypertension, 2019, Vol.74 (4)
(*130) 16℃以下は呼吸器系、12℃以下は高血圧、心血管リスクが高まる／Office of the Deputy Prime Minister, Housing Health and Safety Rating, System Operating Guidance, Housing Act 2004, Guidance about inspections and assessment of hazards given under Section 9, London, Feb. 2006
(*131) 部屋の温度は 20℃より 25℃のほうが作業効率が高まる／Susan, S. Lang," Study links warm offices to fewer typing errors and higher productivity ", Cornell Chronicle, October 19, 2004
(*132) オフィスワークでは 22℃が最も作業効率が高い／Olli Seppa nen, et.al., "Effect of Temperature on Task Performance in Office Environment", 2006
(*133) インターネット検索は脳を幅広く活性化／Small GW. et.al. "Your brain on Google: patterns of cerebral activation during internet searching", Am. J. Geriatr. Psychiatry, 2009, Vol.17 (2), p.116-26
(*134) インターネットを勉強や社会的な目的、娯楽、週1回以下の SNS として利用する人は認知機能が高い（SNS は週1回以上だと認知機能が下がる、娯楽は週1回以下だと下がる（中国の研究））／Yu, X. et al. "Impact of Internet Use on Cognitive Decline in Middle-Aged and Older Adults in China: Longitudinal Observational Study." *Journal of medical Internet research,* 2022, Vol. 24 (1), e25760
(*135) インターネットの利用は中年から高齢者の認知症リスクを 40% 下げる／d'Orsi, E. et al. "Is use of the internet in midlife associated with lower dementia incidence? Results from the English Longitudinal Study of Ageing." *Aging & mental health,* 2018, Vol. 22 (11), p.1525-1533
(*136) SNS の利用はわずかながら高齢者の孤独感にプラスに働く：Casanova, G. et al. "The Effect of Information and Communication Technology and Social Networking Site Use on Older People' s Well-Being in Relation to Loneliness: Review of Experimental Studies." *J. Med. Int. Res. 2021,* Vol.23 (3), e23588
(*137) デジタルツールは脳の健康に影響：メリットとデメリット（インターネットに慣れていない高齢者がネット検索をすると脳が顕著に活性化）／Small, GW. et al. "Brain health consequences of digital technology use " *Dialogues in clinical neuroscience,* 2020, Vol.22 (2), p.179-187
(*138) 過剰なインターネット利用は男性のみ認知機能を下げる：Ihle, A. et al., "Internet use in old age predicts smaller cognitive decline only in men", *Scientific reports,* 2020, Vol.10 (1), 8969
(*139) 手書きのほうがタイピングより新しい文字を覚えやすい／Longcamp M. et al. "Remembering the orientation of newly learned characters depends on the associated writing knowledge: a comparison between handwriting and typing", Hum. Mov. Sci., 2006, Vol.25 (4-5), p.646-56/ Mangen A. et al. "Handwriting versus keyboard writing: effect on word recall", *J. Writing Res.* 2015, Vol.72, p.227-247
(*140) 手書きのほうがノートパソコンより学習効率が高い／Mueller PA. & Oppenheimer DM. "The pen is mightier than the keyboard: advantages of longhand over laptop note taking" Psychol. Sci. 2014, Vol.25 (6), p.1159-68
(*141) 手書きの効果は認知と体の動きが統合されることで発揮される／Ose A., et al. "The Importance of Cursive Handwriting Over Typewriting for Learning in the Classroom: A High-Density EEG Study of 12-Year-Old Children and Young Adults", *Front. Psych.,* 2020, Vol. 11, 1810/ Kiefer M. et.al. "Handwriting or typewriting? The influence of pen- or keyboard-based writing training on reading and writing

performance in preschool children", *Adv. Cogn. Psychol., 2015,* Vol.11, p.136-146.
(*142) 手で書くことは脳の幅広い部分を活性化／Asci, F. et al. "Handwriting Declines With Human Aging: A Machine Learning Study." *Frontiers in aging neuroscience, 2022,* Vol.14, 889930
(*143) 紙の手帳を使ったほうがモバイル機器よりも記憶脳を活性化／Umejima K. et al. "Paper Notebooks vs. Mobile Devices: Brain Activation Differences During Memory Retrieval" Front. Behav. Neurosci. 2021, Vol.15:634158
(*144) デジタルの予定表を使うより手書きのほうが記憶想起の脳活動が高まる／Umejima K., et al., "Paper Notebooks vs. Mobile Devices: Brain Activation Differences During Memory Retrieval", Front. Behav. Neurosci., 2021, Vol.15:634158.
(*145) 感謝の手紙を書くと人生の満足度が高まる／Hosaka C. & Shiraiwa Y. "The effects of writing a gratitude letter on life satisfaction", *Journal of Human Environmental Studies,* Vol.19 (1), 2021
(*146) 感謝を伝えると想像以上に相手が喜ぶ／Kumar A. & Epley N. "Undervaluing Gratitude: Expressers Misunderstand the Consequences of Showing Appreciation", Psychol. Sci., 2018, Vol.29 (9), p.1423-1435
(*147) 自分の理想の未来を書き出すとストレスが減り幸福感が増す／Laura, AK., " The Health Benefits of Writing about Life Goals", Personal. Soc. Psycho. Bulletin, Vol.27 (7), p.798-807 ／ Teismann T., et.al., "Writing about life goals: effects on rumination, mood and the cortisol awakening response", J. Health. Psychol., 2014, Vol.19 (11), p.1410-9
(*148) よいことを書き出すと4〜6週間後の健康状態まで改善される／Burton CM. & King LA. "The health benefits of writing about positive experiences: the role of broadened cognition", Psychol. Health, 2009, Vol.24 (8), p.867-79
(*149) 体重を量る頻度が多い人はダイエットしやすい／Helander EE., "Are breaks in daily self-weighing associated with weight gain?" PLoS One, 2014, Vol.9 (11), e113164
(*150) 旅行を計画するだけで幸福度が高まる／Jeroen Nawijn, et.al, "Vacationers Happier, but Most not Happier After a Holiday" Appl. Res. Qual. Life, 2010, Vol.5 (1), p.35-47
(*151) 嫌な気持ちを書き出すと自信や幸福感が増す／Stephen JL & Joshua MS. "The Writing Cure: How Expressive Writing Promotes Health and Emotional Well-Being", Amer Psychological Assn/ Tonarelli, A. et al. "Expressive writing. A tool to help health workers. Research project on the benefits of expressive writing", *Acta. bio-medica : Atenei Parmensis,* 2017, Vol. 88 (5S), p.13-21
(*152) 嫌な気持ちを書き出すと認知機能まで上がる／DiMenichi, Brynne C. et al. "Effects of Expressive Writing on Neural Processing During Learning" *Frontiers in human neuroscience,* 2019, Vol.13, 389
(*153) 高齢者が働くことは人生の満足感、健康状態、認知機能、認知症リスクの減少、寿命の延長など様々な側面にプラスに作用する／Maestas N. et.al. "*The American working conditions survey finds that nearly half of retirees would return to work*", Santa Monica: RAND Corporation; 2019/ Choi E. et al. "Longitudinal relationships between productive activities and functional health in later years: A multivariate latent growth curve modeling approach", *The Inter. J. Aging & Human Development,* 2016, Vol.83 (4), p.418-440/ Adam S. et al., "Occupational activity and cognitive reserve: Implications in terms of prevention of cognitive aging and Alzheimer' s disease", *Clinical Interventions in Aging,* 2013, Vol.8:377/ Bonsang E. et al. "Does retirement affect cognitive functioning?", *Journal of Health Economics,* 2012, Vol.31 (3), p.490-501/ Grotz C. et al., "Why is later age at retirement beneficial for cognition? Results from a French population-based study", *J. Nutr. Health & Aging,* 2016, Vol.20 (5), p.514-519/ Wu C. et al., "Association of retirement age with mortality: A population-based longitudinal study among older adults in the USA", *J. Epidem. & Commu. Health,* 2016, Vol.70 (9), p.917-923
(*154) 若いときの経験や技術は歳をとっても体に残っている／Taylor JL. Et al. "Pilot age and expertise predict flight simulator performance: a 3-year longitudinal study", *Neurology,* 2007, Vol.68 (9), p.648-654

〈第7章〉 老人脳にならないマインドのつくり方

(*155) 主観年齢が若い人は脳の灰白質の密度が高く、記憶力も高い／Kwak S. et al. "Feeling How Old I Am: Subjective Age Is Associated With Estimated Brain Age" Front. Aging Neurosci. 2018, Vol.10:168
(*156) 若いと思い込むと脳も体も若返る／Langer EJ. "*Counter clockwise: mindful health and the power of possibility*" New York, NY, USA: Ballantine Books, 2009
(*157) 髪をカラーリングすると若いときの血圧に戻る／Laura M. Hsu, et al. "The Influence of Age-Related Cues on Health and Longevity" Association for Psychological Science, Vol 5 (6), 2010
(*158) 見た目が若いと血管年齢も若い／Kido M. et al. "Perceived age of facial features is a significant diagnosis criterion for age-related carotid atherosclerosis in Japanese subjects: J-SHIPP study" Geriatr. Gerontol. Int. 2012, Vol.12 (4), p.733-40
(*159) 主観年齢が若いほど、将来の自分について前向きになる／Kornadt AE. et al. "Subjective Age Across the Life Span: A Differentiated, Longitudinal Approach" J. Gerontol. B. Psychol. Sci. Soc. Sci., 2018, Vol.73 (5), p.767-777
(*160) 主観年齢は寿命にも影響／Stephan Y. "Subjective Age and Mortality in Three Longitudinal Samples" Psychosom. Med. 2018, Vol.80 (7), p.659-664
(*161) 現状維持してしまう保守化バイアス／Katz PS. "The conservative bias of life scientists" Curr. Biol. 2019,

Vol.29 (14), R666-R667
(*162) サンクコスト効果／Strough J. "What were they thinking? Reducing sunk-cost bias in a life-span sample" Psychol. Aging, 2016, Vol.31 (7), p.724-736
(*163) しなやかマインドセットを持つ人は能力が上がる／Yeager DS. "A national experiment reveals where a growth mindset improves achievement" Nature, 2019, Vol.573 (7774), p.364-369
(*164) 言葉によって考え方や行動が影響を受ける／Bargh JA. "Automaticity of social behavior: direct effects of trait construct and stereotype-activation on action" J. Pers. Soc. Psychol. 1996, Vol.71 (2), p.230-44
(*165) 80歳で神経症傾向が高い人は軽度認知障害リスクが12%アップ／Yoneda T, "Personality traits, cognitive states, and mortality in older adulthood" J. Pers. Soc. Psychol. 2022)
(*166) 楽観性が高い人は認知障害のリスクが低くなる／Gawronski, KAB. "Dispositional optimism and incidence of cognitive impairment in older adults" *Psychosomatic Medicine*, 2017, Vol.78 (7), p.819-828
(*167) 擬音語は脳を幅広く活性化する／Arata M. et al. "Semantic processing of mimetic words in deaf individuals : An fMRI study" ／ Kanero J. et al., "How sound symbolism is processed in the brain: a study on Japanese mimetic words" *PLoS One*, 2014, Vol.9 (5), e9790/ Arata, M., et.al., Gesture in language: How sound symbolic words are processed in the brain (pp.1374-1379) .In the Proceeding of the 32nd Annual meetings of the Cognitive Science Society.
(*168) オキシトシンを鼻から吸うと相手を信頼し続ける／Baumgartner, T. et al. "Oxytocin shapes the neural circuitry of trust and trust adaptation in humans" Neuron, 2008, Vol.58 (4), p.639–650 ／ Kirsch, P. et al. "Oxytocin modulates neural circuitry for social cognition and fear in humans" Journal of Neuroscience, 2005, Vol.25 (49), p.11489–11493
(*169) ポジティブバイアスは加齢とともに強くなる／Reed AE. & Carstensen LL. "The theory behind the age-related positivity effect", Front. Psychol. 2012, Vol.3, Article 339
(*170) リハーサル効果／Liu LL. & Park DC. "Aging and medical adherence: the use of automatic processes to achieve effortful things" Psychol. Aging, 2004, Vol.19 (2), p.318-25/ When I' m 64, National Research Council (US) Committee on Aging Frontiers in Social Psychology, Personality, and Adult Developmental Psychology; Carstensen LL, Hartel CR, editors.
(*171) オーバービューエフェクト／van Limpt-Broers HAT. et al. "Creating Ambassadors of Planet Earth: The Overview Effect in K12 Education" Front. Psychol. 2020, Vol.11
(*172) ガーデニングで孤独とうつを防ぐシンガポールの試み／https://www.wondriumdaily.com/gardening-to-prevent-loneliness-ranks-among-tips-for-better-aging/
(*173) ガーデニングはセロトニンの分泌を促進して幸福度が上がる／Lowry CA. et al. "Identification of an immune-responsive mesolimbocortical serotonergic system: Potential role in regulation of emotional behavior" Neuroscience, 2007
(*174) ガーデニングをすると健康に対する不平不満の回数が減る／Soga M. et al. "Health Benefits of Urban Allotment Gardening: Improved Physical and Psychological Well-Being and Social Integration" *Int. J. Environ. Res. Public Health*, 2017, Vol.14 (1) ;71
(*175) 利き手と反対の手を使うと怒りをコントロールしやすくなる／Thomas F Denson, et al. "Self-Control and Aggression" Current Directions in Psychological Science, 2012, DOI: 10.1177/0963721411429451
(*176) 感謝と許す気持ちが高い人たちは、突発的な怒りが少ない／García-Vázquez FI. et al. "The Effects of Forgiveness, Gratitude, and Self-Control on Reactive and Proactive Aggression in Bullying" Int. J. Environ. Res. Public Health, 2020, Vol.17 (16) :5760

〈第8章〉 老人脳にならない人間関係のつくり方

(*177) うなずくと相手の脳も活性化／" Brain Activation Analysis of Entrainment by Listener' s Nodding Response and Conversation Situation", 計測自動制御学会システムインテグレーション部門講演会 , 2020年
(*178) うなずくだけで相手の印象が4割高まる／Osugi T. & Kawahara JI., "Effects of Head Nodding and Shaking Motions on Perceptions of Likeability and Approachability", Perception, 2018, Vol.47 (1), p.16-29
(*179) 日本の60歳以上の4人に1人は友達がいない／内閣府「平成27年度第8回高齢者の生活と意識に関する国際比較調査結果」
(*180) 60歳以上の3人に1人は家族以外の親しい友人がいない／内閣府「令和3年版高齢社会白書」
(*181) ホモフィリー（同じ要素）があると友達になりやすい／Block P. & Grund T. "Multidimensional Homophily in Friendship Networks" Netw. Sci. (Camb Univ Press) 2014, Vol.2 (2), p.189-212
(*182) 友人と会話する内容／Yamaoka M. & Matsunaga S. "Friendship among Elderly People: The relationships among functions of friendship, degre e of satisfaction with friendship and subjective well-being", 学苑 人間社会学部紀要 No.868 9~19 (20132)
(*183) 雑談よりも深い話をする人は幸福度が高い／Mehl MR. "Eavesdropping on happiness: well-being is related to having less small talk and more substantive conversations" Psychol. Sci. 2010, Vol.21(4), p.539-41
(*184) 金銭感覚の不一致は離婚の最大の原因の1つ／Feffrey Dew. "Examining the Relationship Between Financial Issues and Divorce", Family Relations Interdisciplinary Journal of Applied Family Science, Vol.61 (4), p. 615-628
(*185) 内面的才能と対人的才能／MI：個性を生かす多重知能の理論　ハワードガードナー著 (2001)
(*186) 映像は味覚を変える／Tomono K. & Tomono A. "Cross-Modal Effect of Presenting Food Images on

Taste Appetite" Sensors (Basel), 2020, Vol.20 (22) :6615
(*187) 加齢臭ノネナールは40歳から増加／Haze S. et al. "2-Nonenal newly found in human body odor tends to increase with aging" J. Invest. Dermatol. 2001, Vol.116 (4), p.520-4
(*188) 人を好きになるきっかけは見た目、嫌いになるきっかけの9割は匂い／東北大学 Academic Presentation
(*189) 香りで人の顔の魅力まで変化／Spence C. "The scent of attraction and the smell of success: crossmodal influences on person perception" Cogn. Res. Princ. Implic. 2021, Vol.6 (1) :46
(*190) 加齢臭は肌にもダメージを与える／Nakanishi et al. "Effects of trans-2-nonenal and olfactory masking odorants on proliferation of human keratinocytes" Biochem. Biophys. Res. Commun. 2021, Vol.9, p.548:1-6
(*191) マイクロバブル浴は加齢臭を抑制／Nishimura N. et al. "Effectiveness of removal and prevention of aging odor by various bathing style", Jpn. J. Biometeor. 2013, Vol.50 (2), p.107-115
(*192) コエンザイム Q10 は 65 ～ 74 歳の女性の加齢臭を軽減／Kachiyama M. & Hisada Y. "Effects of Oral Administration of CoenzymeQ10 to Nonenal in Skin Gas of Elderly Women", 日本補完代替医療学会誌, 2017, Vol.14 (1), p.17-22
(*193) 在宅勤務のほうが出社するより1.5倍加齢臭が出る／日本味と匂学会第 55 回大会 2021 年 9 月 22 日

〈第9章〉 老人脳にならない世界の見方

(*194) 自己中心性バイアス／Ross, Michael, & Fiore Sicoly, "Egocentric biases in availability and attribution." Journal of personality and social psychology, 1979, Vol. 37(3) p.322/ Greenberg, Jerald. "Overcoming egocentric bias in perceived fairness through self-awareness." Social Psychology Quarterly, 1983, p.152-156.
(*195) Eを書く方向で自己中心バイアスの強さがわかる／Galinsky, A. D., Magee, J. C., Inesi, M. E., & Gruenfeld, D. H. (2006) . Power and perspectives not taken. Psychological Science, 17 (12) , 1068-1074.
(*196) 女性より男性のほうが自己中心バイアスが強い／Tanaka, K., "Egocentric bias in perceived fairness: Is it observed in Japan?" Social Justice Research, 1993, Vol.6 (3) , p.273-285
(*197) バイリンガルは自己中心性バイアスが低い／Rubio-Fernández & Paula; Glucksberg, Sam "Reasoning about other people' s beliefs: Bilinguals have an advantage" , Journal of Experimental Psychology: Learning, Memory, and Cognition, 2012, Vol. 38 (1) , p. 211–217
(*198) バイリンガルはモノリンガルより認知症の発症を4～5年遅らせる／Smirnov D.S., et.al. Distinct structural correlates of the dominant and nondominant languages in bilinguals with Alzheimer's disease (AD) . Neuropsychologia. 2019 Sep;132:107131/ Mendez MF. Bilingualism and Dementia: Cognitive Reserve to Linguistic Competency. J Alzheimers Dis. 2019;71 (2) :377-388/ Klimova B, Valis M, Kuca K. Bilingualism as a strategy to delay the onset of Alzheimer's disease. Clin Interv Aging. 2017 Oct 19;12:1731-1737/ Woumans, E. et.al., Bilingualism delays clinical manifestation of Alzheimer' s disease. Bilingualism: Language and Cognition. 2015;18 (3) :568-574.
(*199) 女性は我が子に自己中心的になりやすい／Kirsch, L.P., Tanzer, M., Filippetti, M.L. et al. Mothers are more egocentric towards their own child' s bodily feelings. Commun Psychol 1, 42 (2023) .
(*200) 自己中心バイアスは子どもや高齢者で高い傾向／Riva F, Triscoli C, Lamm C, Carnaghi A, Silani G. Emotional Egocentricity Bias Across the Life-Span. Front Aging Neurosci. 2016 Apr 26;8:74
(*201) 場所の視点を変えると思考が変わる／van Limpt-Broers HAT. et al. "Creating Ambassadors of Planet Earth: The Overview Effect in K12 Education" Front. Psychol. 2020, Vol.11
(*202) 時間と脳の認知 (時間の視点) ／Maniadakis, M. & Trahanias, P. "Time models and cognitive processes: a review" , Front. Neurorobot. 2014, Vol.8:7. doi: 10.3389
(*203) ダイエットには時間の視点が関係／Barlow P, Reeves A, McKee M, Galea G, Stuckler D. Unhealthy diets, obesity and time discounting: a systematic literature review and network analysis. Obes Rev. 2016 Sep;17 (9) :810-9.
(*204) プラスとマイナスの視点／Lindquist KA, et.al. "The Brain Basis of Positive and Negative Affect: Evidence from a Meta-Analysis of the Human Neuroimaging Literature" , Cereb. Cortex, 2016, Vol.26 (5) , p.1910-1922
(*205) 楽観主義バイアス (ポジティビティバイアス) ／Sharot T. et.al. "Neural mechanisms mediating optimism bias", Nature, 2007, Vol.450(7166), p.102-5／Mezulis, A. H.;　Abramson, L. Y.; Hyde, J. S.; Hankin, B. L. (2004) ."Is there a universal positivity bias in attributions? A　meta-analytic review of individual, developmental,　and cultural differences in the self- serving　attributional bias". Psychological Bulletin. 130 (5) :711-747
(*206) 悲観主義バイアス (ネガティビティバイアス) ／P. Rozin & E.B. Royzman, "Negativity bias, negativity dominance, and contagion" , Personality and Social Psychology Review, 2001, Vol.5, p.296 － 320
(*207) ネガティビティバイアスが高いと政治で保守派になりやすい／J. R. Hibbing, et.al., "Differences in negativity bias underlie variations in political ideology" , Behavioral and brain sciences, 2014, Vol. 37, p.297-307
(*208) マイナス (リスクなど) にフォーカスすることの大切さ / J. T. Cacioppo, & G.G. Berntson, "The affect system: Architecture and operating characteristics" , Current directions in psychologicalscience, 1999, Vol.8, p.133-137／A.Vaich, et.al., "Not all emotions are created equal: the negativity bias in social-emotional development" , Psychological bulletin, 2008, Vol. 134 , p.383
(*209)「健康的な神経症」の人は喫煙や薬物使用リスクが低く、炎症やガンなどを引き起こす炎症性サイトカイン値が低い／ Turiano NA, et.al., Big 5 personality traits and interleukin-6: evidence for "healthy Neuroticism" in a US population sample. Brain Behav Immun. 2013 Feb;28:83-9. ／ Weston, S. J., & Jackson, J. J.（2015）. Identification of the healthy neurotic: Personality traits predict smoking after disease onset. Journal of Research in Personality, 54, 61-69. / Graham EK, et.al.,. Is Healthy Neuroticism Associated with Health B ehaviors? A Coordinated Integrative Data Analysis. Collabra Psychol. 2020;6（1）:32.
（*210）12 ～ 18 歳の子どもより 8 ～ 11 歳の子どものほうがネガティビティバイアスが強い／ Hogendoorn SM, et.al., Measuring Negative and Positive Thoughts in Children: An Adaptation of the Children's Automatic Thoughts Scale（CATS）. Cognit Ther Res. 2010 Oct;34（5）:467-478.
（*211）ポリアンナ症候群／ Matlin MW, Gawron VJ. Individual differences in Pollyannaism. J Pers Assess. 1979 Aug;43（4）:411-2
（*212）西洋人は日本人と比べて悲観主義バイアスが少ない／ Chang, EC. Et.al., "Cultural variations in optimistic and pessimistic bias: Do Easterners really expect the worst and Westerners really expect the best when predicting future life events?" Journal of Personality and Social Psychology, 2001, Vol.81（3）,p.476
（*213）セロトニントランスポーター遺伝子多型の SS 型は、SL 型や LL 型に比べて、不安傾向や損害回避が強く、欧米でも神経症傾向が強い／ Murakami F. et.al., Anxiety traits associated with a polymorphism in the serotonin transporter gene regulatory region in the Japanese. J Hum Genet. 1999;44（1）:15-7/ Katsuragi S. et.al., Association between serotonin transporter gene polymorphism and anxiety-related traits. Biol Psychiatry. 1999 Feb 1;45（3）:368-70/ Caspi A. et.al., Influence of life stress on depression: moderation by a polymorphism in the 5-HTT gene. Science. 2003 Jul 18;301（5631）:386-9/ Sen S, Burmeister M, Ghosh D. Meta-analysis of the association between a serotonin transporter promoter polymorphism（5-HTTLPR）and anxiety-related personality traits. Am J Med Genet B Neuropsychiatr Genet. 2004 May 15;127B（1）:85-9.
（*214）双子 2 万 9496 名を対象としたリサーチでも神経症の遺伝率は 48%（6つのメタ分析）／ van den Berg, S., de Moor, M. H. M., McGue, M., Pettersson, E., Terracciano, A., Verweij, K. J. H., … Boomsma, D. I.（2014）. Harmonization of Neuroticism and Extraversion phenotypes across inventories and cohorts in the Genetics of Personality Consortium: An application of Item Response Theory. Behavior Genetics, 44, 295-313.
（*215）バイリンガルは母国語と外国語で性格まで変わる／ Athanasopoulos, P., et.al., "Two languages, two minds: flexible cognitive processing driven by language of operation", Psychol. Sci., 2015, Vol.26（4）, p.518-26
（*216）コントロールできる状況は楽観主義バイアスを高める／ G. Menon, et.al. "Biases in social comparisons: Optimism or pessimism?", Organizational Behavior and Human Decision Processes, 2009, Vol.108, p.39-52
（*217）論理バイアスと直感バイアス（感覚的お告げ効果）／ Michel Tuan Pham, et.al. "The Emotional Oracle Effect", Journal of Consumer Research, 2012, Vol.39（3 , p.461-477/ 西剛志著「あなたの世界をガラリと変える認知バイアスの教科書」, SB クリエイティブ, 2023 年
（*218）直感は大脳基底核が担っている／ Xiaohong Wan, et.al., "The Neural Basis of Intuitive Best Next-Move Generation in Board Game Experts", Science, 2011, Vol. 331（6015）, p. 341-346
（*219）選択肢が多いと理性よりも直感が正確になる／ Dijksterhuis, A., Bos, M.W., Nordgren, L.F. & van Baaren, R.B.（2006）. On Making the Right Choice: The deliberation-without-attention effect. Science, 311（5763）,1005-1007
（*220）バイアスは２００種類以上ある／西剛志著『あなたの世界をガラリと変える認知バイアスの教科書』SB クリエイティブ, 2023 年
（*221）比較の視点（コントラスト効果）／ Ehrenstein, W. H., & Hamada, J. "Structural factors of size contrast in the Ebbinghaus illusion" Japan. Psychol. Res., 1995, Vol.37（3）,p.158-169
（*222）人は行動を見るとき、結果に注目する人とプロセスに注目する人の２種類に分けられる（行為同定理論）／ Vallacher, R. R., & Wegner, D. M.（1989）. Levels of personal agency: Individual variation in action identification. Journal of Personality and Social Psychology, 57（4）, 660-671
（*223）結果を見るかプロセスを見るかは文化圏によっても異なる（日本人はプロセスを見る人が多く、米国人は結果重視型が多い）／ Miyamoto, Y., Knoepfler, C. A., Ishii, K., & Ji, L.-J.（2013）. Cultural variation in the focus on goals versus processes of actions. Personality and Social Psychology Bulletin, 39（6）, 707-719
（*224）信念バイアス（人はそれぞれの価値観 / 信念を持っている）／ Evans J.S.B. et.al. "On the conflict between logic and belief in syllogistic reasoning", Mem. Cogn. 1983, Vol.11, p.295-306/Evans J.S.B., et.al. "Necessity, possibility and belief: a study of syllogistic reasoning", Q. J. Exp. Psychol. 2001, Vol.54, p.935-58

〈第10章〉 ストレスと認知症を遠ざける方法

（*225）自己肯定感／ Bailey JA. 2nd. "The foundation of self-esteem", *J. Natl. Med. Assoc.*, 2003, p.95（5）, p.388-393
（*226）自己重要感／ McLean J. "Psychotherapy with a Narcissistic Patient Using Kohut' s Self Psychology Model", *Psychiatry*（*Edgmont*）, 2007, Vol.4（10）, p.40-47
（*227）ボランティアをすると認知機能アップ／ Carlson, Michelle C et al. "Evidence for neurocognitive plasticity in at-risk older adults: the experience corps program." *The journals of gerontology. Series A, Biological*

sciences and medical sciences vol. 64,12 (2009) : 1275-82. doi:10.1093/gerona/glp117
(*228) 過去を振り返ることは認知力を高める／Sue Shellenbarger, "The Power of the Earliest Memories" The Wall Street Journal, April 7, 2014/ Zaman, W. & Fivush, R. (2011) . Intergenerational narratives and adolescents' emotional well-being, *Journal of Adolescence, 21*, 703-716
(*229) 人は流行歌のうち24歳頃に流行った曲を好む／Morris B. Holbrook and Robert M. Schindler (1989), "Some Exploratory Findings on the Development of Musical Tastes," Journal of Consumer Research, Vol.16, pp.119-124
(*230) 過去と未来を考える脳回路は同じ／Schacter DL & Addis DR. "Constructive memory: the ghosts of past and future", Nature, 2007, Vol.445 (7123), p.27
(*231) 回想法は認知症患者の認知力を高める／Namazi KH. & Haynes SR., "Sensory Stimuli Reminiscence for Patients with Alzheimer's Disease", Clinical Gerontologist, Vol.14 (4), p.29-46
(*232) 低いコレステロール値は心筋梗塞リスクを下げるが、全死亡率を7%、がん死亡率を48%、自殺や事故死が78%も増える／Muldoon MF. Et al. "Lowering cholesterol concentrations and mortality: a quantitative review of primary prevention trials" BMJ. 1990, Vol.301 (6747), p.309-14
(*233) コレステロールの低い人はうつ病になりやすい／Morgan RE. et al. "Plasma cholesterol and depressive symptoms in older men" Lancet, 1993, Vol.341 (8837), p.75-9
(*234) 血中コレステロールが低いと自殺率が高まる／Zureik M. et al. "Serum cholesterol concentration and death from suicide in men: Paris prospective study I" BMJ. 1996, Vol.313 (7058), p.649-51
(*235) コレステロール減少はセロトニンに影響を与えてうつと自殺を促進する／Mohole M. et al., "Molecular Signatures of Cholesterol Interaction with Serotonin Receptors" Adv. Exp. Med. Biol. 2018, Vol.1112, p.151-160 ／ Sarchiapone M. et al. "Cholesterol and serotonin indices in depressed and suicidal patients" J. Affect. Disord. 2001, Vol.62 (3), p.217-9
(*236) 魚でもコレステロールが低いとセロトニンが減少して攻撃的になる／Aguiar A. & Giaquinto PC. "Low cholesterol is not always good: low cholesterol levels are associated with decreased serotonin and increased aggression in fish" *Biol. Open*, 2018, Vol.7 (12)
(*237) コレステロール値が高くなると認知症リスクが下がる／Mielke MM. "High total cholesterol levels in late life associated with a reduced risk of dementia" Neurology, 2005, Vol.64 (10), p.1689-95
(*238) 認知症では発症の10年前から体重減少が見られる／櫻井孝：肥満と認知症 ホルモンと臨床 63 (2) 53-57, 2015. 2.
(*239) 中年の肥満は認知症のリスクが上がるが、高齢者では太っていることは認知症発症のリスクを下げる（肥満パラドクス）／Kloppenborg RP. et al. "Diabetes and other vascular risk factors for dementia: which factor matters most? A systematic review" Eur. J. Pharmacol. 2008, Vol.585 (1), p.97-108 ／ Loef M. & Walach H. "Midlife obesity and dementia: meta-analysis and adjusted forecast of dementia prevalence in the United States and China" Obesity (Silver Spring) 2013, Vol.21 (1), E51-5
(*240) アルツハイマーや軽度認知症では嗅覚が落ちてくる／Devanand DP. "Combining early markers strongly predicts conversion from mild cognitive impairment to Alzheimer's disease" Biol. Psychiatry. 2008, Vol.64 (10), p.871-9
(*241) アルツハイマーでは嗅覚の細胞がダメージを受けている／Zou YM. "Olfactory dysfunction in Alzheimer's disease" Neuropsychiatr. Dis. Treat, 2016, Vol.12, p.869-75
(*242) 60～80代にかけて嗅覚は低下する傾向／Doty RL. "Smell identification ability: changes with age" Science, 1984, Vol.226 (4681), p.1441-3
(*243) レモンは気分を変えて疲労軽減と活力を増強する効果／Kawamoto R. et al. "The Effect of Lemon Fragrance Simple Mental Performance and Psychophysiological ParametersonduringRtskPerformance", J. UOEH, 2005, Vol. 27 (4), p.305-313 ／ Kiecolt-Glaser JK. "Olfactory influences on mood and autonomic, endocrine, and immune function" Psychoneuroendocrinology, 2008, Vol.33 (3), p.328-39
(*244) ラベンダーはワーキングメモリの機能を高める／Chamine, I. & B.S. Oken, "*Aroma Effects on Physiologic and Cognitive Function Following Acute Stress: A Mechanism Investigation*", Journal of alternative and complementary medicine (New York, N.Y.), 2016, Vol.22 (9), p. 713-721
(*245) ペパーミントは作業スピードと集中力を上げる／Moss M. et.al., "Modulation of cognitive performance and mood by aromas of peppermint and ylang-ylang", Int. J. Neurosci., 2008, Vol.118 (1), p.59-77
(*246) ヒノキはストレスを軽減して認知機能アップ／Ikei H., et.al., "Physiological effect of olfactory stimulation by Hinoki cypress (Chamaecyparis obtusa) leaf oil", J. Physiol. Anthropol., 2015 Dec 22, p.34:44/Bae D., et.al., "Inhaled essential oil from Chamaecyparis obtuse ameliorates the impairments of cognitive function induced by injection of β-amyloid in rats", Pharm. Biol., 2012, Vol.50 (7), p.900-10
(*247) ローズマリーは展望記憶力をアップさせる（未来に何をするのかを覚えている能力）／Moss M. et al. "Aromas of rosemary and lavender essential oils differentially affect cognition and mood in healthy adults" Int. J. Neurosci. 2003, Vol.113 (1), p.15-38
(*248) アロマは集中力をアップさせることで記憶力まで高める／2021年の経済産業研究所の重要な研究／アロマセラピーは健常高齢者の認知機能改善に効果があるのか？―ランダム化比較試験による検証―2021年1月
(*249) コーヒーの香りは人を優しくする効果／Baron RA. "The sweet smell of helping: Effects of pleasant ambient fragrance on prosocial behavior in shopping malls" *Personality and Social Psychology Bulletin*, 1997, Vol.*23* (5), p.498-503

(*250) コーヒーとオレンジの香りは数独のストレスを優位に下げる／Sakai N. " Effects of chemical senses on easing mental stress induced by solving puzzles", *The Japanese Journal of Research on Emotions*, 2009, Vol.17 (2), p.112-119

西 剛志（にし・たけゆき）

脳科学者（工学博士）、分子生物学者。
1975年、宮崎県高千穂出身。東京工業大学大学院生命情報専攻卒。博士号を取得後、特許庁を経て、2008年にうまくいく人とそうでない人の違いを研究する会社を設立。

30代で対人関係やストレスが重なった影響もあり難病を宣告されるも、脳の研究を通して自身のストレスをなくすことに成功し、半年で病気が完治。この出来事をきっかけに、「うまくいく人と、うまくいかない人との違い」を本格的に研究するようになる。

現在は、世界的に成功している人たちのコミュニケーションや脳のしくみ、才能を引き出す方法を提供するサービスを展開し、企業から教育者、高齢者、主婦など含めてこれまで3万人以上に講演会を提供。テレビ朝日系『羽鳥慎一モーニングショー』や日テレ系『カズレーザーと学ぶ。』など各種メディア出演も多数。

著作は20万部のベストセラー『80歳でも脳が老化しない人がやっていること』（アスコム刊）をはじめ、『1万人の才能を引き出してきた脳科学者が教えるやりたいことの見つけ方』（PHP研究所）、『脳科学的に正しい一流の子育てQ&A』（ダイヤモンド社）、『低GI食　脳にいい最強の食事術』（アスコム）など、海外を含めて累計発行部数40万部を突破。

脳科学者 西剛志公式サイト
https://nishi-takeyuki.com

増量版 80歳でも脳が老化しない人がやっていること

発行日　2025 年 3 月 18 日　第 1 刷
発行日　2025 年 4 月 4 日　第 2 刷

著者　西剛志

本書プロジェクトチーム
編集統括　柿内尚文
編集担当　山田吉之
編集協力　山崎香織
デザイン　岩永香穂（MOAI）
DTP・図版制作　藤田ひかる（ユニオンワークス）
カバーイラスト　なかきはらあきこ
本文イラスト　BIKKE
校正　鷗来堂

営業統括　丸山敏生
営業推進　増尾友裕、綱脇愛、桐山敦子、相澤いづみ、寺内未来子
販売促進　池田孝一郎、石井耕平、熊切絵理、菊山清佳、山口瑞穂、吉村寿美子、矢橋寛子、遠藤真知子、森田真紀、氏家和佳子
プロモーション　山田美恵

編集　小林英史、栗田亘、村上芳子、大住兼正、菊地貴広、福田麻衣、小澤由利子
メディア開発　池田剛、中山景、中村悟志、長野太介、入江翔子、志摩晃司
管理部　早坂裕子、生越こずえ、本間美咲
発行人　坂下毅

発行所　株式会社アスコム

〒105-0003
東京都港区西新橋2-23-1　3東洋海事ビル
TEL：03-5425-6625

印刷・製本　株式会社光邦

Printed in Japan ISBN 978-4-7762-1396-3